DOCTEUR HECTOR GRASSET
LICENCIÉ ÈS-SCIENCES PHYSIQUES

INTRODUCTION A L'HISTOIRE DE LA MÉDECINE

I

La Médecine & les Médecins

IMPRIMERIE ZOLLER FILS & Cie
82 & 84, RUE SAINT-SEVER -- ROUEN

Docteur HECTOR GRASSET

Licencié ès-Sciences Physiques

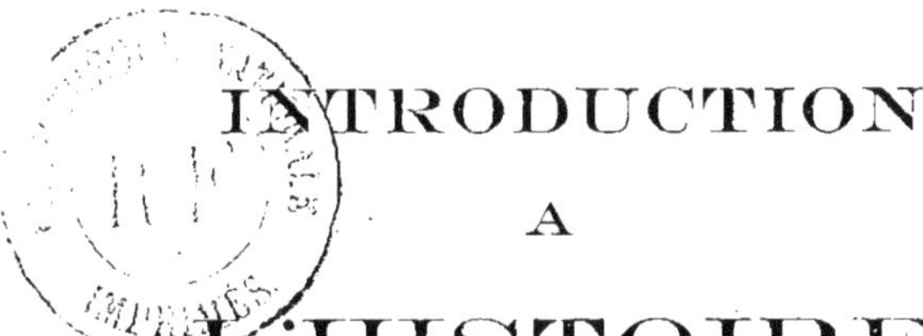

INTRODUCTION A L'HISTOIRE DE LA MÉDECINE

I

La Médecine & les Médecins

Imprimerie ZOLLER Fils & Cie

82 & 84, Rue Saint-Sever -- ROUEN

Docteur HECTOR GRASSET

Licencié ès-Sciences Physiques

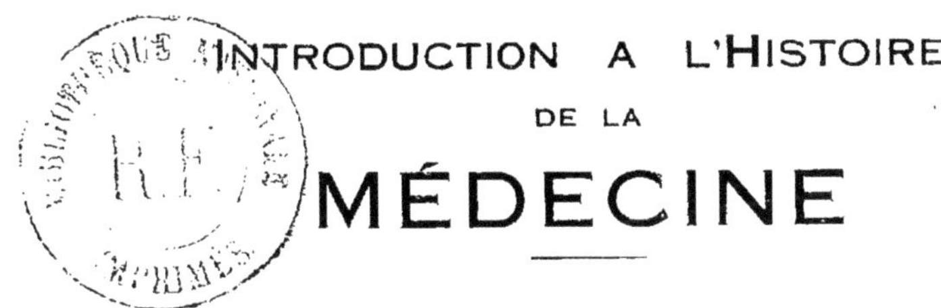

INTRODUCTION A L'HISTOIRE DE LA MÉDECINE

I.

La Médecine et les Médecins

La médecine, ἰατρικη des Grecs, aussi ἰατρεια, ἰατορια et ακεστορια, dont les Latins ont fait iatrice (Capelle), mais qui est nommée plus communément Medicina, est un art; pour Hippocrate ἰατρειην, ἰητρειον, est l'art et la fonction du médecin. Les véritables médecins ne considèrent pas la médecine comme une science ainsi que les esprits superficiels veulent le faire croire; il semble plutôt que la science de ces derniers pourrait être qualifiée comme l'a fait Pline : ambitiosia ars médicinæ, la médecine est un art de charlatan.

En tous cas, c'est un art conjectural que la médecine qui est désignée sous le nom de suspicabilis ars (Arnob); les bas-latins lui ont aussi donné le nom de medicativa (Boet). Horace la considère bien comme un art lorsqu'il dit : Quod medicorum est promittunt medici: tractant fabrilia fabri.

Pour les artistes, l'ars medendi (Ovide-Sen.), l'ars medica (Var), le salutaris ars (Hor), la ratio curandi (Celse), est toujours l'art divin, l'art d'Apollon, Phœbœa ars (Ovide).

Si les origines des médecins furent obscures au début, comme dignes descendants des sorciers, ce qui justifie la qualification de Pline, plus tard la médecine fut l'apanage des dieux et des héros qui furent divinisés; elle gagna en devenant sacerdotale, mais subsistèrent à côté d'elle les parasites primitifs, charlatans, rebouteurs, sorciers. Le sacrifice aux dieux, pour la guérison ou la conservation, Σώστρον ou σῶστρα, continua toujours, mais les asclepeions en eurent la majeure partie.

Le centaure Chiron (Χείρων) fut le premier à fonder une école de clinique où s'instruisirent les héros de la guerre de Troie, et le fameux Esculape fut son plus célèbre disciple; de là le nom de Χειρωνίς donné au livre d'art médical.

Les premiers médecins laïques avaient été nommés periodeutes, car περιοδεύω signifie visiter un malade, et περιοδεία visites de médecin, d'où guérison. Περιοδευτής signifia plus tard un saltimbanque, charlatan, médecin ambulant.

Nous devons donner une place à ces demiurges, hommes libres et intelligents, poètes, devins, artistes, médecins, déambulant de ville en ville, honorés des humbles et des grands, donnant des conseils médicaux à tous, gratis aux pauvres, pour l'hospitalité chez les riches. Ils se confondirent peu à peu avec les Asclépiades laïques. A Bertrand (Études de mythologie et d'archéologie grecques) a retrouvé vers 1858, dans une des vallées du Pinde, le Zagori, cinq ou six villages où l'on naît médecin et chirurgien, puis l'on passe sa vie à pérégriner pour revenir mourir au pays natal. « Voici le bon médecin ! disent-ils », rebouteurs, lithotomistes, oculistes, herniaires, non dépourvus de pratique et de talent.

Lorsqu'elle quitta les sanctuaires pour devenir philosophique, puis véritablement artistique, les sectateurs les plus éclairés de la médecine lui donnèrent encore une origine divine pour en relever l'éclat.

Paeon, Paean Παιάν, médecin des dieux, d'après Homère, soigna Mars et Pluton blessés; le surnom de Paon fut ensuite donné à Apollon, puis Esculape, d'où sa signification, médecin, sauveur, libérateur; lorsqu'Homère dit: Παιήονος εἰσι γενέθλης, ils sont issus de Paeon, cela signifie: ils sont d'habiles médecins.

Mais c'est surtout d'Apollon personifiant le soleil, promoteur de tout ce qui vit, médicament physique par excellence, que se réclament les guérisseurs versés dans leur art. On lui donne les surnoms: Alexicacos (qui chasse le mal); Ἀπόλλων Οὔλιος (Apollon sauveur), ou ἀκέσιος (qui guérit). Eschyle surnomme Apollon Loxias (ἰατρόμαντις, médecin devin. Apollon est le vrai dieu de la médecine.

Certes tous les dieux, à des titres divers, apportent leurs secours aux pauvres humains, les héros secourent leurs compagnons, mais Apollon fait prime, et Ovide lui fait dire « la médecine est de mon invention et la vertu des plantes m'est assujettie (Metam. lib. 1). »

Apollon avait des fils médecins, Apis devin et guérisseur à Naupacte, Arabus (Pline) qui aurait enseigné la médecine aux nomades en leur donnant son nom, et Asclépios, (Ασκληπιος) Esculape, le plus célèbre de tous, surnommé ακεσιμβροτος, qui guérit les mortels. C'est lui qui hérite de la divinité de son père, et son nom est resté au fronton de toutes les écoles de médecine, comme le générateur de cette spécialité; de lui dérivait le véritable art, en quelque sorte sacerdotal.

Esculape (clinicus deus) avait pour épouse Epione, la calmante, et pour filles : 1° Hygieia, la santé, devenue Hygia (Pline) la déesse de la santé des Romains, Hygea (Mart), Hygeia (Inscrip), dont nous avons tiré le mot hygiène ; 2° Iaso (Ιασω) ou Aceso la guérison; 3° Aeglé la sérénité; 4° Panakeia, la panacée, le remède par excellence.

Il était même accompagné de plusieurs génies, Telesphoros, le génie de la convalescence ou de la guérison, et Enamerion le génie de la santé.

Sa descendance filiale masculine s'est fait connaître par Podalire et Machaon héros du siège de Troie. Ces fils Asclepiades eurent des descendants qui fondèrent des temples pour le culte de leur ancêtre; ces établissements nommés Asklepeions, véritables écoles de clinique et sanatoria, où l'art médical se transmit par générations, bénéficièrent de l'accumulation des observations et des découvertes. Écoles médicales et confréries religieuses, elles durèrent jusque vers le Ve siècle (ap. J.C); mais depuis longtemps la médecine était devenue un art laïque.

Les plus célèbres de ces écoles se trouvaient à Rhodes, Cos, Cnide; on en a signalé à Cyrène, en Sicile, etc, mais les plus marquantes et véritablement rivales, furent celles de Cos et Cnide, et le célèbre Hippocrate Ἱπποκρατης, un descendant d'Esculape, avait étudié à Cos. A son époque, pour concurrencer les philosophes et enrayer leurs déductions purement spéculatives, la médecine est obligée de devenir de plus en plus laïque; chaque artiste fait des élèves qui le suivent dans ses visites ou l'aident en son officine (iatron). Cet enseignement à la fois clinique et oral, se basait aussi sur l'histoire de la médecine.

*

L'histoire de la Médecine, à juste titre, fut la base de l'enseignement médical jusqu'à nos jours. Que penseriez-vous d'un peintre, d'un sculpteur ne connaissant pas l'histoire de son art ? Et cependant, vous, médecins d'aujourd'hui, connaissez-vous l'histoire de cette médecine ? On ne vous l'enseigne pas, on vous inculque même cette idée qu'il est inutile de connaître les erreurs d'antan, de perdre son temps à étudier les théories tombées en désuétude. Cependant ce n'est qu'en connaissant les anciennes aberrations que l'on peut éviter, autant que possible d'en commettre de nouvelles; ce n'est qu'en étudiant les causes de faiblesse des systèmes qu'on peut en élaborer de nouveaux en écartant la plus grande somme d'erreurs.

Tout n'était pas erreur dans ces vieilles écoles; au milieu du fatras on trouve de nombreuses perles, des vérités et des faits immuables. Lorsqu'on se livre à ces études, on s'aperçoit que des idées que l'on rencontre actuellement dans nos théories, et servies comme nouvelles, ont quelquefois été mieux mises en lumière par les anciens que par nous.

Même si l'étude des anciens systèmes de médecine n'était une éducation de critique et de méthode, l'étude de l'histoire médicale serait indispensable, car il y a les faits, les observations, qui sont les bases de l'art. Nous ne verrions pas abandonner et reprendre tour à tour soit des médications soit des opérations depuis longtemps étudiées. On a condamné des méthodes sans contrôle, parcequ'on n'a pas examiné les conditions de leur fonctionnement, qu'on les a essayées dans un mode différent, qu'on a voulu les étendre à des faits disparates, et même quelquefois sans motif elles ont été rejetées d'après les idées dominantes du jour comme ne pouvant concorder. On veut du nouveau aléatoire et on délaisse ce qui a fait ses preuves pendant des siècles. Les bons médecins anciens, malgré ce qu'ont dit des critiques superficiels, n'empoisonnaient pas leurs malades; ils étaient moins dangereux que beaucoup d'entre nous, car ils connaissaient mieux les ressources naturelles et étaient des maîtres en diététique.

Certes, si nos malades étaient placés dans les mauvaises conditions sociales d'autrefois, nos méthodes nouvelles ne seraient pas à notre avantage. L'histoire nous montre combien la virulence des maladies a diminué avec les progrès de la vie, et les hécatombes antiques se renouvelleraient avec un retour en arrière. C'est encore en étudiant les anciens, qui avaient des facultés d'observation mieux développées que les nôtres qui sont gâtées par les instruments de remplacement, que l'on trouve des notions de bonne clinique.

Pour une foule d'autres raisons qui ont été développées par des maîtres en histoire médicale, l'étude de cette partie est indispensable à tout médecin qui veut apprendre à observer, comparer et juger. Une des difficultés de l'étude vient de l'abandon de l'étude des langues anciennes et surtout du latin car les médecins grecs ont été tellement étudiés et commentés en latin, et même en français par les Littré et Daremberg, que l'étude en est facile. Mais, un étudiant avec son latin classique abandonné depuis le lycée, a du mal à se mettre à l'étude du latin médical ; nous ne sommes plus à l'époque où les thèses se soutenaient en latin (souvent des plus barbares au 19e s.), et même avec l'aide de ses gros dictionnaires, celui qui veut se mettre à l'étude se décourage vite, car maintes expressions font défaut. Il est même utile de savoir les expressions du bas-latin et du vieux français pour mener à bien une recherche historique.

C'est dans le but de faciliter les amateurs d'histoire que je fais ce petit travail, où sous une forme moins aride qu'un glossaire, plus attrayante, je les mettrai au courant des tournures, des termes médicaux à travers les âges ; donnant autant que possible la succession, en passant du grec au latin, à la moyenne latinité, à l'arabiste, au vieux français.

Sous une forme gaie et instructive, nous allons passer en revue toutes les parties de la médecine, en études anatomiques, théoriques, cliniques et thérapeutiques. Ainsi, après, l'étude complète de l'histoire ressortira comme la conclusion la plus évidente et la postface nécessaire.

A tout seigneur, tout honneur ! Commençons par le médecin.

Le médecin est le ἰατήρ (sauveur), ἀχεστης (le raccomodeur, qui maîtrise, qui dompte) ἰατῆς, ἰατρος ; Platon appelle les médecins Οἱ παῖδης ἀσχληπιου, les fils d'Esculape. Ἰατρεύω, être médecin, s'applique surtout à celui qui est habile dans la médecine, ἰατρικὸς, qui pratique la médecine ἰατροτέχνης, qui visite les malades dans leur lit, κλινικὸς ἰατρος, sectateur de la médecine clinique (de ἡ κλινικη), véritable successeur de Pæon (παιωνικος), qui a du goût pour la médecine, φιλίατρος.

Il ne suffit pas de se présenter à la manière des médecins, ἰατρικῶς, mais en celui qui traite et guérit les malades, θεραπευτικὸς. Certes le médecin a commencé par être thaumaturge θαυματοποιὸς, et il en est encore certains qui, suivant l'usage des prêtres, suivent la médecine du verbe, λογοιατρεια, et se disent médecins en paroles, λογίατροι ; il y a aussi le devin-médecin ἰατρομαντις.

La pratique médicale Χειροτριβειν, qui s'occupe de tout, nécessite d'abord la science, la connaissance ἰδμοσύνη, mais surtout la science habile, (ἰδρεια; ἐπιστήμη), le médecin sera donc savant, instruit, versé dans la science, habile εἰδήμων, et expérimenté, ἐπιστήμων; il sera même expérimentateur, πειραστικός, sachant faire l'essai, l'expérience, πεῖρα, pour acquérir l'expérience, l'habileté, dite empirisme ἐμπειρία, et devenir bon médecin empirique, ἐμπειρικός. S'il suit certain dogme, δόγμα, il sera médecin dogmatique ἰατρος δογματικός; suit-il au contraire les doctrines ou la méthode des successeurs d'Asclépiade de Bythinie (recherche, science, procédé, Μεθοδος), il se classera parmi les μεθοδικοι, les médecins méthodiques. S'il se spécialise, comme beaucoup, dans le traitement des affections oculaires, il sera oculiste οφθαλμικός.

Parmi les Latins, le medicus (Cic. Juv.) dans le sens large et absolu, est celui qui s'occupe de toute espèce de médecine, celui qui administre la science medicale à ses compatriotes, ou ses secours, medens (Luc. Ov.), medicans (Boet.), medicator (Avien. Tertul.); c'est celui qui guérit, sanator (P. Nol) par le secours de la médecine, par ope Paeonia (Ov), le professor (Celse) de professio ista salutaris (Celse).

Il possède la clef de la science, clavis scientiæ, et doit être aussi un ami passionné des sciences, affectator doctrinarum (Amm), pour être à la hauteur de sa tâche; il fait partie des instruits dans l'art médical, des iatrosophes (Fulg).

Il lui sied d'être versé dans la médecine, prudens medicinæ (Col) et pouvoir appliquer toutes les ressources de l'art, doctrinæ præsidia (Cic). Pour être savant dans la methodus ou methodos, il doit avoir fait des études sérieuses; il ne lui suffit pas d'être médecin théoricien, rationalis medicus (Celse), il lui faut la pratique; il doit être médecin visitant à domicile, clinicus medicus, imbu de la médecine rationnelle suivant le but, clinice. Car pour exercer, faire et faire souvent la médecine, exercere (Hor), facere (Phoed), factitare (Quint) medicinam, il ne doit pas se contenter d'être médecin théoricien, logicus, de savoir la médecine théorique, logica medicina (Isid.), il doit surtout être un praticien consommé.

Chez les Grecs, l'action de se remettre aux mains des médecins, s'appelait περεξις, et faire venir un médecin παρακαλειν ιατρον (Xen.). Xenophon nous dit aussi dans un passage, ιατροὺς τοὺς ἀρίστους συνεκόμισε πρὸς αὐτον, il appela auprès de lui les meilleurs médecins; Le médecin arrivé, on devait suivre son ordonnance ἀναγραφή (Hippocrat.), sa prescription, συνταγή, et lui payer ses honoraires, τοῖς ιατροις μισθὸν τινειν (Xen), ou ἐπιχειρον.

La consultation de ou entre médecins, s'appelait κοινολογία. Si l'on recherchait quelquefois, mais peu souvent, le médecin qui guérit sans médicaments, ιατρὸς ἀφαρμάκευτος (surnom donné aussi à J-C par les Pères), on se méfiait des médecins timides et craintifs dans l'emploi des remèdes, ιατροι ἄτολμοι καὶ δειλοι πρὸς τὰ βοηθήματα (Plut).

A Rome, le patient qui veut appeler un médecin, adhibere medicum (Cic) ou l'emmener avec lui, educere medicam secum (Pis), s'occupe de savoir s'il est fort habile, inter medicos artis eximiæ (Curt), s'il se classe parmi ceux qui surpassent les médecins ordinaires, iatronices (Plin), si c'est un médecin d'une grande autorité, gravis auctor in medicina (Cic), pour pouvoir suivre sans danger ses ordonnances, placitia (Pline).

Surtout les médecins qui vivent de leur profession, medici qui quæstui serviunt (Celse), doivent s'appliquer à être médecins illustres, clarus aut præclarus medicina (Pline) pour qu'on vienne à eux et leur paie bien leurs honoraires, ut medico honos haberetur (Cic). Pline appelle plaisamment ces honoraires, arrhes de la mort, mortis arrha.

La clientèle d'un médecin, quos perambulat medicus (Sen), demande surtout un médecin empressé et dévoué, medicus celer et atque fidelis, ce que doit être tout praticiant, de peur qu'on ne lui préfère un obséquieux qui n'a aucune connaissance de la médecine, anatrologetus ou aniatrologicus, qui, charlatan-hâbleur, aretalogus, saura capter la confiance. A moins qu'on ne dise avec Martial : « Quid tibi cum medicis ? dimitte Machaonas omnes ». Qu'as-tu besoin de médecins ? renvoie-moi tous les Machaons. Machaon personnifie le médecin.

Le sage se contente de son sort, il n'a pas la hardiesse d'être archiatris (Cod. Const) médecin ordinaire de l'empereur, de regere valetudines principis, ni, dans sa ville, d'arriver à la charge de premier médecin, archiatria, car l'archiater ou archiatrus, a bien des soucis indépendants de son métier et inhérents à sa charge ; d'ailleurs ce n'est pas toujours le plus digne, mais souvent le plus intrigant qui arrive à cette place ; ce n'est pas toujours sur sa tombe qu'on grave l'inscription iatrocles, la gloire des médecins.

En latin classique le mot doctor ne s'applique pas au médecin, mais à l'instructeur, au professeur.

Comment se faisait le médecin ?

Chez les Asclépiades religieux, les disciples choisis après de longues études et méditations qui constituaient une initiation spé-spéciale, recevaient la révélation des choses sacrées qui ne pouvaient être confiées aux profanes. L'initié jurait par les dieux, Apollon, Esculape, Hygie, Panacée, etc, de ne pas profaner les mystères et de ne pas les divulguer.

Cependant il se fit une poussée de divulgation de l'art médical qui força les Asclépiades à se diviser en Asclépiades religieux dirigeant les Asclépions, et en Asclépiades laïques qui fondèrent à côté les Ecoles Médicales.

Les philosophes eux-mêmes, eurent des écoles d'initiation; la plus célèbre fut créée par Pythagore, éduqué par les Egyptiens, dans la magie, l'art divinatoire, l'interprétation des songes, les sciences, la médecine, etc. La Grèce Italique fournit une foule de médecins pythagoriciens, qui, forcés de s'exiler de l'Italie à la suite de troubles politiques, parcoururent les diverses contrées sous le nom de médecins periodeutes (ne pas les confondre avec les premiers), en faisant concurrence aux Asclépiades. Peu à peu se dépouillant d'une partie du mystérieux, ils envahirent les gymnases et enseignèrent la médecine naturiste. Donc les gymnases grecs, bien que consacrés à Apollon, furent les origines d'une autre classe de médecins laïques. Puis, le gymnasiarque, régulateur du régime des éphèbes et des athlètes, se mit aussi à pratiquer médecine et chirurgie, et à faire des élèves. Enfin les chefs des nombreuses sectes philosophiques voulurent à leur tour diriger la médecine; philosophes, astronomes, mathématiciens, rhéteurs, etc, contribuèrent à former des médecins de pacotille, dangereux, que l'on aurait mieux fait de désigner sous le nom de charlatans, ἀγύρτης, les agyrtes des latins.

Les femmes médecins et les sages-femmes, étaient désignées par les noms de ἰατρίνη, ἀκέστορες, ἀκεστρίδες (Hipp); elles avaient la pratique journalière des accouchements et des maladies de femmes où les médecins n'étaient consultés que dans les cas graves et extraordinaires. La vraie sage-femme s'appelait μαῖα; μαιεία signifiait office de sage-femme, et μαιωτρα ses honoraires. Moschion appelait les sages-femmes ὑπηρέτρια, et il en voulait au moins trois présentes dans le temps de l'accouchement. Il y avait encore d'autres noms, ὀμφαλοτόμος ou ὀμφαλητομος (celle qui coupe le cordon).

Le dentiste était nommé ὀδοντικὸς (Gal).

La pharmaceutique, φαρμακευτική, est l'art de préparer les remèdes; celui qui les composait s'appelait φαρμακοποιὸς ou φαρμακουργὸς, et on donnait les noms de φαρμακτηρ, φαρμακοτρίβης, φαρμάκτης, à ceux qui preparaient les drogues et les poisons. Ne pas oublier que φαρμακός signifiait empoisonneur, sorcier, magicien; φαρμάκεια ou φαρμακίς, sorcière ou magicienne ; φαρμακεύς ou φαρμακευτής, enchanteur, sorcier, magicien. Ainsi φαρμακεία ou φαρμακια, représentait l'action de médicamenter ou d'empoisonner, souvent avec une acception de supercherie ou de vente de philtres.

Si le droguiste s'appelait φαρμακοπώλης, l'apothicaire prenait le nom de μιγματοπώλης, et le parfumeur qui leur faisait aussi concurrence μυροποιλης ou μυροποιός, il excellait dans sa boutique achalandée μυροπωλεῖον, en concert avec sa compagne μυροπωλις, la parfumeuse.

Le médecin grec avait aussi comme concurrents et parasites, le barbier βροτοκέρτης, χυρσωτεύς, κουρεύς, τριχοπλάστης ; la coiffeuse κουρεύτρια ou κουρις ; l'épileuse παρατίλτρια ; le ventouseur ὀμηριστής, et le garçon de bains παραχύτης.

Les noms pour désigner les charlatans abondent ; le plus commun est celui d'ἀγύρτης, mais plus en rapport avec notre art, il y avait le ἀνιατρολόγητος (ignorant des choses de la médecine) et l'empirique charlatan ἀνίατρος. Ensuite venait le charlatan devin, le γνωριστής ou γνωστήρ ; l'astrologue μετεωροφέναξ ; le γοὴς sorcier et la γοήτις sorcière ou magicienne, pratiquant la magie γοητεία ; le θεουργικός habile en la théurgie θεουργια ; le μάγος sectateur de la magie, μαγγανεια ou μαγεια ; le μάντις devin et prophète ; la sorcière qui guérissait à l'aide de frictions, περιμάκτρια ; enfin le vendeur d'amulettes ou talismans, φυλακτήριον, qui vient du mot φυλακτης, gardien, d'où nous avons tiré le mot prophylaxie ; etc. Galien nommait le charlatan δεκανος, et κερκωπες celui qui exerçait dans les mauvais lieux.

Il n'y avait guère de différence d'allure chez les médecins Alexandrins, du 2e siècle av. J.C. que Polybe nous montre parcourant le pays avec pompe, amassant la foule autour d'eux, se parant du titre de rationalistes et captant la confiance publique à force de paroles.

En Grèce si le malade avait une affection qui lui permît de se déplacer il allait trouver un médicastre renommé pour soigner telle ou telle maladie ; dans le cas contraire il appelait le médecin chez lui.

Chaque médecin sérieux possédait une officine (ἰατρεῖον, iatrium, en Italie) ouverte sur la rue, à la fois salle de chirurgie, de pharmacie, de bains ; c'était une clinique où les élèves s'instruisaient à la pratique du maître qui dirigeait les pansements faits par des esclaves. Il y avait aussi des chambres où les malades pouvaient momentanément rester. La médecine était défendue aux femmes et aux esclaves, mais les esclaves du médecin pouvaient aller au dehors soigner les esclaves, au profit de leur maître. Des médecins renommés devinrent esclaves, et alors dans ces cas, il leur était permis d'exercer leur art au profit de leur maître. C'était un devoir pour les médecins grecs de soigner gratuitement les pauvres.

Certaines villes grecques avaient des médecins publics ou salariés (πολύατης) peu payé par un impôt spécial, nommé ιατρικον, mais ils jouissaient de privilèges, de préséances; des honneurs leur étaient quelquefois décernés. On leur procurait une demeure avec officine publique, le matériel chirurgical et des aides esclaves; ils pouvaient faire de la clientèle privée en dehors de ce dispensaire urbain; ils pouvaient aussi former des élèves bien éduqués dans cette clinique. Ils étaient nommés à l'élection, en donnant publiquement des références. Il y avait aussi des médecins militaires à la solde des armées, qui pansaient les blessés après la bataille.

Dans les cités importantes, les médecins nombreux, formaient une espèce d'association ou de confrérie régie par un président, l'ἀρχίατρος. Le tout était placé sous la protection des dieux, et à Athènes ils offraient deux fois l'an, un sacrifice à Esculape et à Hygie, pour eux et leurs malades.

En présence de ces faits, vous pouvez vous rendre compte que les étudiants médecins, pouvaient obtenir une éducation véritablement pratique et complète auprès des vrais médecins. ils étaient auparavant versés dans l'encyclopédie de l'époque. S'ils n'avaient pas les hôpitaux Xenon (Cod) ou Xenodochium (Hier), créés seulement dans les premiers siècles de l'ère chrétienne, pour pouvoir examiner les malades, les officines libres ou publiques y suppléaient; de plus, ils accompagnaient leur maître en ses visites à domicile; l'hospice (νοσοκομεῖον) nosocomium, ne leur servaient en rien. A Alexandrie, il semble y avoir eu des cours publics, comme dans une Faculté ou Université naissante.

Plus tard en Italie, il semble en avoir été de même, mais il faut remarquer que chez les Romains, la plupart des médecins était d'origine grecque. Chez eux, au début, la médecine fut magique sous les Étrusques, patriarcale chez les patriciens, charlatanesque et sybillique dans la plèbe, sacerdotale pour la chose publique.

Les Romains considéraient comme médecins tous ceux qui

savaient saigner, arracher les dents, soigner et couper les cors aux pieds, les baigneurs qui furent les premiers médecins grecs établis à Rome, la plupart esclaves. Gagnant de l'argent, beaucoup purent s'affranchir et tenir des boutiques (medicinas) où ils débitèrent des drogues et reçurent des malades.

Outre les esclaves, il vint à Rome de nombreux Grecs libres qui furent considérés comme bons médecins et obtinrent de la réputation. La Médecine fut rangée par les Romains au nombre des arts libres, et, classés sous le nom d'Asclépiades, les philiâtres domiciliés jouirent des avantages des citoyens libres (Loi d'Aquilée, in Inst. tit. IV. tit. 3). Lorsque les Romains expulsèrent de l'Italie les Grecs qui les encombraient, et surtout les philosophes, la loi excepta nominativement ceux qui exerçaient librement la profession médicale. Archagatus, qui vint du Péloponèse à Rome (219 av. J.C), et qui par ses traitements barbares, mérita le surnom de bourreau (carnifex), eût le droit de citoyen romain accordé par le Sénat.

Cette invasion ne faisait pas l'affaire des vieux ~~praticiens~~ patriciens, surtout de Caton l'Ancien, patriarche employant les incantations des Etrusques, et traitant tous les siens par l'emploi généralisé du chou. Dans son De re rustica, il recommande à son fils de s'abstenir formellement des bienfaits de la civilisation grecque et surtout des médecins.

Ces envahisseurs ne gardèrent pas tous la doctrine Hippocratique qui avait déjà reçu bien des entorses à l'Ecole d'Alexandrie; il se créa des sectes nouvelles qui se disputèrent entre elles, s'invectivèrent à qui mieux mieux; la zelotypia, ζηλοτυπία, jalousie et maladie professionnelle, amenait l'invidia medicorum, la haine entre confrères.

Galien ne se priva pas de déverser les injures sur ceux qui ne pensaient pas comme lui; il est vrai qu'il avait beau contre Thessalus de Tralles qui, de tisserand s'établit médecin, méprisa ses rivaux et s'intitula le vainqueur des médecins, le ιατρονικης; il se flattait de faire en six mois des élèves en l'art de guérir, et eût l'audace d'écrire à Néron que ses prédécesseurs n'avaient contribué en rien aux progrès de la science. Une équipe d'élèves le suivait au lit du malade, tous tirés des basses classes, que l'acariâtre Galien dénommait les ânes de Thessalus.

Galien de Pergame, à l'âge de 28 ans, se mit dans sa ville au service des prêtres d'Esculape et des directeurs de gymnases, puis il passa par Alexandrie et vint tenter fortune à Rome. Il était comme les autres, et tout aussi bien qu'eux aurait plutôt trahi sa patrie qu'abjuré ses opinions; il appelait esclaves tous ceux qui suivaient l'école d'Hippocrate, de Praxagoras ou d'autres sectes; il ne craignait pas de dire que, si le vieillard de Cos avait rendu service à la Médecine en lui ouvrant la véritable route, c'était lui qui en avait applani les difficultés, comme Trajan avait rendu praticables les routes de l'empire romain.

Sa prolixité, sa verve, son aplomb, étendirent leurs chaînes pendant plus de dix siècles sur la médecine qui tombait de plus en plus dans la décadence. Une des causes aussi de cette dégénérescence médicale, fut la perte de la plus grande partie des manuscrits des auteurs grecs et l'éclipse prolongée de ceux qui sont parvenus jusqu'à nous: rari apparent nantes in gurgite vasto.

La bibliothèque d'Alexandrie, où étaient accumulés les trésors de l'antique science, était la merveille du monde entier. César, au siège d'Alexandrie (48 av. J.C) vit le feu se communiquer à la bibliothèque. Cléopâtre, aidée d'Antoine, essaya de la reconstituer; il y eût d'abord le don de 200000 manuscrits fait par le roi de Pergame, puis elle se remonta à 500000. Mais en l'an 390 de notre ère, ce furent les chrétiens qui détruisirent cette richesse comme contenant les bases du paganisme: « près de 20 ans après, les cases vides excitaient le regret et l'indignation des spectateurs dont les préjugés n'obscurcissaient pas tout à fait le bon sens (Gibbon. H^re de la décadence de l'empire romain. t VII. p. 33). » C'est donc le patriarche Théophile qui est responsable de ce désastre, et non pas l'arabe Amrou, car lorsqu'il prit Alexandrie, en 642, il ne restait pas grand chose du précieux trésor. Cependant longtemps après (XIIIe s.), l'arabe Albupharage propageait l'erreur en disant que les livres servirent pendant plus de 6 mois à chauffer les bains publics; il y avait alors près de 4000 baigneurs à Alexandrie. La destruction ne s'arrêta pas là, car dès que les chrétiens eurent mis la main sur les empereurs romains et subjugué les croyances, ils anéantirent partout autant qu'ils le purent, les vestiges de la science païenne.

Les Romains eurent de bonne heure des médecins qui suivaient les armées, mais c'est Antonin qui organisa le premier les services publics et militaires des médecins et supputa les indemnités à leur donner (Cod. Justin. lib. X, tit. 52). En revanche comme ils étaient plus indifférents que les Grecs, aux principes d'humanité, ils furent longtemps avant d'avoir des institutions donnant des secours publics aux pauvres et aux étrangers. Ce n'est qu'en 368, qu'un édit de Valentinien et Valens déclare d'utilité publique les dispensaires urbains. Les premiers médecins salariarii ou medici immunes, avaient apparu à Rome sous Néron, en 368 ils deviennent les archiatri populares, municipales; il y en eût un par quartier, 14 à Rome; une petite ville ne pouvait en posséder que 5, une plus grande 7, et une métropole 10; seulement ils n'avaient plus d'iatrium à leur disposition. Rétribués par l'État, exonérés de certaines charges publiques, jouissant de divers privilèges, ils devaient soigner gratuitement les pauvres, faire le service des épidémies, etc; il leur était loisible de faire de la clientèle libre et rénumérée.

Ils formaient dans chaque ville un collège local chargé de l'hygiène publique, de l'examen et de l'admission à l'exercice de la médecine dans la localité. Le collège était présidé par un archiâtre élu par les autres; dans les grandes villes, il fallait au moins 7 voix pour assumer cette responsabilité; dans les petites l'élection ou choix était d'ordre municipal. Ce collège recevait aussi des médecins qui exerçaient sans privilèges, à leurs risques et périls, et qui formaient dans la circonscription une deuxième classe de philiâtres. Bien qu'une amende de 1000 drachmes fut éditée contre ceux qui exerçaient sans l'approbation de l'ordre, une 3e classe de médicastres de bas étage exploitait la situation en marge de la loi.

C'est alors qu'on voit apparaître les hôpitaux d'abord en Orient.

Le terme d'archiâtre s'est aussi appliqué aux médecins attachés au service des empereurs. Les archiâtres palatins avaient à leur tête un comte ou un duc; c'étaient des officiers de cour dont le chef avait la censure de la médecine de l'empire. Nous retrouvons ce titre attaché aux médecins des rois Goths, Francs et Burgondes. La situation n'était pas sans dangers, car en cas d'insuccès chez les Barbares, ils payaient quelquefois de leur vie, leur incurie ou malechance.

Le Christianisme redonna l'essor à la médecine mystique et sacrée; ce furent les prêtres qui remplacèrent les asclépiades religieux, comme le culte des saints remplaça celui des dieux; les sources minérales curatives consacrées aux nymphes païennes prirent des patrons sanctifiés; St Michel expulsa Apollon ou Esculape. Les asclepeions ou scrapeions continuèrent à fonctionner avec une allure chrétienne, et Constantin fonda de chaque côté du Bosphore deux michaleions où les malades se réfugiaient pour recevoir des visions et des prescriptions de l'archange.

Les Latins dans leur langage scientifique ou leur technologie, ont employé beaucoup de mots grecs, qu'ils ont plus ou moins latinisés, comme vous avez déjà pu le voir. En médecine, souvent il n'y a pas de termes vraiment latins pour exprimer certains mots, les auteurs mettent le mot grec et ajoutent ut aiunt, ou une expression semblable, ce qui se traduit comme le disent les Grecs. Dans le bas-latin, au Moyen-Age et chez les modernes l'emprunt a été de plus en plus généralisé pour former de nouvelles expressions techniques.

Ainsi l'ὀρφανοτροφειον devient l'orphanotrophium; c'est un établissement où l'on recueille les orphelins et dont le directeur ὀρφανοτροφος (orphanotrophus) est à la fois le tuteur; Pline le Jeune en avait créé un pour les enfants exposés; le Βρεφοτροφειον, brophotrophium dont le directeur botrophebus recueille et élève les nouveaux-nés trouvés; le curotropheum ou curotrophium, dirigé par le curotrophus, était une maison où l'on nourrissait les jeunes garçons non encore en état de gagner leur vie; les ptocheum, ptochium, ptochotropheum, étaient des hospices pour les pauvres (Cod. Just).

Fabiola, petite-fille de Fabius, bâtit un hôpital à Rome; Pannachus ou Pamaque, arrière petit-fils de Camille, construit à Ostie un hospice que St Jérôme appelle son petit Bethléem; St Basile élève en Orient l'hôpital Basiliade avec services pour malades, ateliers pour valides, logements pour médecins, Jean Chrysostôme et Justinien érigent des hôpitaux à Constantinople. A Rome il devait y avoir des espèces d'hôpitaux du temps de Claude, puisqu'il avait fait une loi qui rendait la liberté à l'esclave que son maître avait chassé de chez lui ou négligé de mettre à l'hospice.

En 296 St Memmin fonde un hospice à Châlons; au IVe siècle un autre est fondé à Dunkerque; Valentinien fonde l'hôpital hôtellerie de Valenciennes; l'hôtel-dieu de Lyon est fondé en 543, etc. Dans le Bas Latin, au début, hôpital et hôtellerie sont représentés par le même nom. Les infirmiers se nommaient parabolani (Theod) ou nosocomi (Justin.)

A Rome, dit Montesquieu (Esprit des lois, liv XXIX, ch. XIV): « les lois romaines voulaient que les médecins pussent être punis pour leur négligence ou leur impéritie. Dans ce cas elles condamnaient à la déportation un médecin d'une condition un peu relevée, et à la mort celui qui était d'une condition plus basse. » La mort devait être pour les esclaves médecins. Mais ces lois ne s'appliquaient guère qu'aux crimes et non aux erreurs de l'art; on devait même les appliquer rarement puisque Pline s'écrie, en parlant des médecins: « Ils sont les seuls qui puissent impunément commettre un meurtre. ». Les médecins avaient l'obligation de signer leurs ordonnances; de là l'usage des cachets. Les nombreux oculistes de l'empire romain (sous les Antonins, et aux IIe et IIIe s.) avaient des cachets particuliers pour sceller leurs drogues; ils étaient gravés sur la serpentine ou la stéatite.

Enfin, nous terminerons en disant qu'il y avait des scholæ medicorum, écoles ou lieux de réunion pour l'enseignement qui n'était pas gratuit. Au début du Christianisme, la carrière de médecin se faisait vite et conduisait déjà à tout, à condition quelquefois d'en sortir. Aëtius (dit l'Hérétique), de vigneron se fit orfèvre, puis ayant reçu les leçons d'un certain Sopolis qui vagabondait de ci et de là, il s'adonna aux belles-lettres et ensuite à la médecine; enfin il trouva plus de profit à l'état ecclésiastique, devint évêque arien d'Antioche, de 361 à 367 époque de sa mort.

Ceux qui voulaient devenir de bons médecins, allaient vers les philiâtres renommés ou érudits ou à ces écoles; en possession de toute la science scolaire de l'époque, ils se spécialisaient. Ils devaient connaître les sciences naturelles, comprises entièrement sous le nom de physica ou physice, c-à-d tous les phénomènes de la nature qu'enseignait le physicus (φυσικὸς); nous y comprendrions la physique, la chimie et l'histoire naturelle, bien que celle-ci prît quelquefois à part le nom de physiologa enseignée par le physiologus; mais dans l'étude des phénomènes vivants, elle prenait le nom de physiologia (φυσιολογια); Fulgence appelle physiologumena, les recherches d'histoire naturelle. On apprenait aussi la botanique βοτανικη, herbaria (Pline), soit théoriquement, soit en consultant l'herbier, βοτανικον, botanicum, herbarium, soit en allant avec le rhizotome ou ramasseur d'herbes et racines à l'usage des médecins et droguistes.

Le médecin apprenait alors à l'élève l'anatomie, comme nous l'indiquerons ultérieurement, puis la clinique et la thérapeutique; d'autres sciences étaient aussi assimilées, la physiognomonie, φυσιογνωμονια ou φυσιογνωμοσυν, pour devenir physionomiste, physiognomon, ou metoscopos pratiquant la métoscopie (Pline).

La chirurgie, chirurgia, ne se distinguait pas dans l'art médical ancien, le médecin était universel. Χειροτριβειν signifie aussi bien la pratique médicale que la main exercée aux opérations; Χειρουργ est la chirurgie en général, ou l'opération chirurgicale elle-même, Χειρισμα toute opération manuelle ou la partie opérée. Si une main habile, artifex manus, se faisait remarquer dans la medicina chirurgica, Χειρουργια, Χειρουργικη, on l'appelait principalement medicus chirurgicus, Χειρουργος, Χειριατρος; l'ἐνέμβολος était le chirurgien habile à réduire les luxations.

Le chirurgien s'appelait encore vulnerarius, celui qui soigne les blessures. Il avait besoin d'être anatomiste, medicus anatomicus (Aug), car devant les lésions les médecins eurent recours à l'anatomie, medici corpora aperuerunt, dit Cicéron, ce qui leur permettait plus facilement d'être habiles de leurs mains, esse manu strenua (Celse), et de connaître toutes les lésions qui peuvent nécessiter l'amputation, omnia quæ periclitantur secari (Pline). Les études pratiques se complétaient par celles des livres de chirurgie, chirurgumena. La médecine opératoire, pars medicinæ quæ manu debetur (Celse), si elle était l'apanage de certains virtuoses, était cependant commune à tout praticien qui devait savoir faire une opération, manum injicere (Celse), dans les maladies qui exigent la chirurgie, quæ curationum ex manu postulant (Celse).

Mais si le malade disait : Chirurgiæ tedet (Cic.) je suis las des remèdes violents, le médecin diététique reprenait le dessus, le diæteticus appelait à son secours la diététique, διαιτητικη, diaetetica, diætetice, cette partie de l'art médical opposée à la chirurgie, qui fait la gloire d'un médecin et qui doit être connue avant tout, que nous avons appelée le régime ou la diète.

Après avoir appris la pathologie, παθολογικη, ou partie de la médecine qui traite des maladies, puis la séméiotique, σημειοτικη, ou séméiologie, qui faisait connaître la nature, les signes et les degrés de l'évolution du mal, sous des maîtres habiles, l'élève pouvait réunir en ouvrage les préceptes de médecine, condere præcepta medendi. Il apprenait aussi le traitement pharmaceutique, la pharmacie, φαρμακεια, pharmacia (Isid), et la pharmaceutique, le medicamentaria ars (Pline); il pouvait aussi connaître le ῥιζοτομικα ou livre de Dioclès sur l'utilité des plantes en médecine. La pharmacie ne fit que plus tard un art à part; c'était le médecin qui vendait les drogues qu'il administrait ou faisait appliquer; l'apparition des apothicaires date du IVe siècle (ap. J.C) comme classe à part.

L'élève lorsqu'il a fini de consulter les anciennes annales, memoriam annalium replicare (Cic.), lu les manuscrits des anciens médecins, étudié les traités de médecine ιατρολογια, therapeutica (Cass.), compilé la pharmacopée, φαρμακιτιδες βιβλο, medicamentarius, passe un examen, et s'il est reconnu apte, prétend au titre de médecin; il peut alors faire des expériences en médecine sur ses premiers clients, experimenta agere (Plin). Chez les Asclépiades il récitait le serment d'Hippocrate que vous connaissez tous.

Si le médecin avait suivi les adeptes de plusieurs sectes médicales que nous étudierons plus tard, il hésitait souvent dans la voie à suivre. Si dans ses études, in usu tantum et experimentis eam posuit (Celse), il n'avait vu qu'une science expérimentale, il devenait le médecin le plus prudent et le plus sage à l'époque, c'était un médecin empirique, empiricus, se basant sur l'expérimentation et l'expérience des anciens (ἐμπειρία, ἐμπειρικὴ), d'où le nom ἐμπειρικὸς ἰατρός. Si au contraire, il suivait certaines doctrines, certains dogmes, d'Hippocrate, de Galien et autres, il était classé parmi les médecins dogmatiques, dogmatici (δογματικοί). S'il se classait parmi les successeurs d'Asclépiade de Bithynie et de Themison, il faisait partie des médecins méthodiques, methodici. Il était des pneumatici (πνευματικοί) pneumatiques, s'il attribuait tout au pneuma; il pouvait aussi faire partie de l'école sceptique (septica); en tous cas, minister ægrorum (Sen), s'il était peu porté à la phlébotomie, craignant les saignées, Galien le classait parmi les αἱμοφόβοι.

Il pouvait aussi se spécialiser; les médecins oculistes étaient nombreux chez les Egyptiens, les Grecs et les Romains; ocularis medicus (Veg), ocularius medicus (Cels), medicus ab oculis (Inscrip). Il y avait aussi des médecins auristes, auricularii medici (Ulp), des dentarii, dentistes; les receptarii medici, étaient les médecins prônant leurs recettes, recepta. Enfin la médecine iatraliptique, iatraliptice (ἰατραλειπτικὴ) fournissait les médecins iatraliptes ou iatralipta (ἰατραλείπτης) qui guérissaient par les onctions et les frictions. Les médecins avaient à leur service des domestiques appelés radiciseca, chargés de ramasser et préparer les végétaux dont ils se servaient pour leurs cures.

Nous avons vu que les femmes ne pouvaient exercer la médecine sauf cependant pour les maladies de leur sexe. La medica est aussi bien la femme-médecin que la garde-malade ou la sage-femme; on a cependant trouvé des inscriptions avec clinice, femme-médecin; il y eût donc des exceptions.

La sage-femme ou accoucheuse, obstetrix (Hor. Tert), donne non-seulement ses soins, obstetricia, aux femmes en couches, mais est consultée sur la constitution des jeunes fiancées, et sur les infirmités du sexe faible. Préposée aux accouchements, preposita parientibus, elle invoque les dieux qui y président, Nixi dii prononçant les verba puerpera (Or), formules qui favorisent l'acte, après lequel elles se livrent à l'omphalomantia, divination sur le nombre d'enfants futurs, d'après le nombre de nœuds du cordon ombilical. Chez les Grecs, Diane présidait aux couches sous le surnom de λυσίζωνος (qui délie la ceinture), et Εἰλείθυια (Ilithye) était la déesse des accouchements. Chez les Romains c'était Junon. Les sage-femmes bien considérées à Rome, ont été nommées, nobilitas obstetricum (Plin), les sages-femmes les plus habiles, prima suæ regionis.

Il y avait aussi des médecins vétérinaires, ιππιατρος ou ιπποϊατρος, medicus pecorum (Var), veterinarius (Col), jumentarius medicus (Inscrip), mulomedicus, qui étudiaient, enseignaient et exerçaient la veterinaria medicina (Col), c-à-d l'art vétérinaire, ιππιατρια, mulomedicina (Veg).

Le pharmacien φαρμακοπειος, ou l'apothicaire φαρμακοπώλης, pharmacopola, medicamentarius, est celui qui vend des drogues. Le mot apothicaire vient de ἀποθήκη, cellier, lieu où l'on renfermait les médicaments. Apotheca dans le moyen latin, signifie boutique quelconque ; apothecaria, les drogues ou l'apothicairerie ; les boutiquiers sont devenus apothecarii, et les apothicaires, apoticarii. En latin pharmacum veut dire à la fois drogue et poison, mais le pharmacopola (Cic. Hor) est le pharmacien droguiste ; pharmaceutria (Virg) c'est la magicienne. Medicamentarius d'après Pline signifie pharmacien, c'est aussi l'empoisonneur (Cod. Theod) ; quant au féminin, medicamentaria, il signifie toujours empoisonneuse (Theod). Le pigmentarius (Scrib.) est le droguiste, pharmacien, parfumeur ; seplasia (Plin) désigne droguerie et droguistes ; le parfumeur s'appelle encore magmatarius, odorarius.

Le pharmacopola circumforeanus, ou pharmacien ambulant, est l'équivalent de charlatan pour Sénèque ; même médecin ambulant. Le règne des empereurs romains fut celui des pharmacopoles qui portaient, de ville en ville, leurs drogues nauséabondes, amas complexes d'extraits animaux, de plantes, de pierres précieuses. Les antidotes, les liniments contre les douleurs, les emplâtres, les baumes contre les maladies de peau et les ulcères, les poudres dentifrices, les fards et les cosmétiques pour les matrones et les prostituées, le tout décoré de noms pompeux. Certains se sont rendus célèbres, entre autres le rhizotomiste Dioscoride d'Anazarbe.

Tout ce monde faisait concurrence aux vrais médecins ; circulari (circuler) signifiait faire le charlatan ; on disait lingua circulatrix, langue de charlatan ; le charlatan circulator faisait prime. Il avait pour concurrent chirurgical le castrator (châtreur), le barbier, tonsor, dont la boutique (tonstrina) ne désemplissait pas ; heureux encore quand la barbière (tonstrix ou tonstricula) ne s'en mêlait pas. Puis venait le baigneur (balneator), la baigneuse (balneatrix), avec toute la sequelle des masseurs et masseuses (tractator, tractatrix), des garçons de bain (alipta ou aliptes), des frictionneurs et frotteurs (frictor, fricator, reunctor, tersor) jusqu'aux épileurs d'aisselles, alipii. ! V. H. Grasset. La Médecine Naturiste à travers les siècles. Histoire de la Physiothérapie. gr. in-8. Paris 1911.)

À côté de cela, venaient encore les empoisonneuses, comme la célèbre Locuste, Locusta artifex veneni; puis ceux qui cultivaient la magie, magie, la desultoria scientia, c-à-d les magiciens et magiciennes (magi, magae), et les prêtres des diverses religions, et les thaumaturges, mirabilarii (en latin ecclésiastique.)

À la décadence romaine, sous l'influence du Christianisme, on ne trouve plus de savants médecins; à côté de rares compilateurs pullulent les charlatans les plus variés. Si, certainement, quelques bons praticiens font encore des élèves, en revanche beaucoup s'intitulent d'eux-mêmes médecins; les thaumaturges font concurrence aux saints.

À Alexandrie étaient réunis le goût pour le merveilleux, la furie de la dialectique, le penchant vers les chimères de la théosophie. On amalgama les rêveries de Platon, au néo-judaïsme imprégné des idées de la Perse et tendant déjà à la Kabbale, avec les mystères de l'Inde; des Esséniens au gnotisme, on arriva en peu de siècles à une théologie d'allure paganique qui devait donner le christianisme, tout en se parant de l'auréole du monothéisme. Il n'est donc pas étonnant que l'Arihman de Zoroastre soit passé à l'état de Diable, et les esprits ou génies propices de Platon (daimons), à l'état d'anges ou suppôts de l'enfer suivant leurs œuvres. À côté, le culte d'Isis qui s'était répandu hors de l'Egypte, en faisant concurrence aux temples d'Esculape, influa sur le développement de l'adoration de la vierge-mère, qui, avec celle des saints, fit la plus grande concurrence au Dieu unique, tant au point de vue médical qu'au point de vue religieux. Il ne faut pas sortir de ces idées pour pouvoir se rendre compte de l'esprit du Moyen-Age.

Les Esséniens ou Esséens (nommés thérapeutes par les Grecs), formèrent une secte importante qui débuta à Alexandrie vers 150 (av. J.C) et qui s'étendit en Judée. Ils étudiaient les vertus des plantes, pierres, racines, et les appliquaient au traitement des maladies. Josèphe, l'historien juif, croit que leur doctrine est une réminiscence du Pythagorisme. La pureté de leurs mœurs, leur vie monachique, leur médecine théurgique, les préservèrent longtemps des persécutions; Philon devait être de cette secte. Il prétendait que la parole éternelle de Dieu, le Verbe, était le médecin de toutes les maladies, ce qui était une idée Zoroastrienne. Le verbe, la première émanation lumineuse de la source éternelle de toute lumière, le fils de Dieu, furent identifiés, d'où sa nature divine, le pouvoir d'accomplir des miracles et de guérir toutes les maladies. À ce médiateur entre l'homme et Dieu, sont subordonnés d'autres puissances à l'image desquelles les êtres ont été créés, qui sont les archanges et peuvent même habiter les époptes ou saints.

Dès le premier siècle, on crût que les apôtres avaient eu la faculté de guérir les maladies par l'apposition des mains, les onguents ou les saintes huiles. Dès le IIe siècle, d'après Grégoire de Nazianze, on attribuait aux martyrs et à leurs reliques, le don particulier de guérir les maux. St Come et St Damien, ayant, dit-on, guéri Justinien, eurent l'honneur de devenir les patrons du corps médical.

Les thaumaturges païens subsistaient toujours. Apollonius de Tyane, le plus célèbre de tous, regardait la pratique de la médecine comme une qualité nécessaire au vrai sage, mais disait qu'il faut constamment traiter l'âme en même temps que le corps, sans quoi on manque éminemment son but; il fit des talismans et produisit des miracles. Il avait un compagnon, appelé Iarchas, gymnosophiste indien, qui rendait la vue aux aveugles, le mouvement aux paralytiques, l'ouïe aux sourds, la raison aux insensés.

Plotin avait son génie particulier qui lui révélait l'avenir et lui enseignait à guérir les maladies; il dominait sur les démons en s'absorbant dans la contemplation de la divinité.

Alexandre d'Abon (Paphlagonie) né vers le milieu du IIe siècle de notre ère, eût le talent de se faire passer pour le professeur d'Esculape, en s'attribuant une haute antiquité et une jeunesse perpétuelle; il opérait de nombreuses guérisons. Il trompa non-seulement le peuple et les ignorants, mais les plus grands esprits de cette époque, et entre autres Marc-Aurèle qui le consulta et le respectait à l'égal d'Apollonius, des doctrines duquel cet imposteur se disait l'unique héritier.

Les évêques rivalisaient avec les prêtres païens pour opérer des miracles et guérir des maladies; c'était miracle si l'évêque réussissait, supercherie si c'était l'asclépiade; chacun traitait l'autre d'imposteur et n'ajoutait aucune foi à ses faits extraordinaires. Si l'on voulait vérifier l'exactitude du fait, l'évêque tournait la difficulté et disait comme Théophile: « Si tu as vu un ressucité, il n'y a dans ce fait rien d'extraordinaire. Tu crois qu'Esculape a été rappelé à la vie, et si je te montrais un ressucité, tu ne voudrais pas y ajouter foi. (Theoph. ad Aul. - édit. Venise in-fol 1747, lib I. p. 368). » Mais au bout de quelque temps, les patriarches de l'Église ne nièrent plus les miracles païens, seulement, pour leur ôter leur valeur, ils les attribuèrent au Démon. Les maladies devinrent aussi l'œuvre du Diable, auquel Dieu permettait de punir les mauvais chrétiens ou de tenter les bons; de manière que tout le monde en avait pour son compte et ne devait pas se plaindre; le pur devait même se trouver très-heureux d'être éprouvé dans sa foi, avec l'espoir d'être mieux dans un monde futur idéal.

Au début du IIe siècle, il se produisit une évolution chez les Juifs. Le rabi Acibha (auteur du Jézirah) et son disciple ou successeur, Simeon ben Jochaï (auteur du Sohar), furent les principaux moteurs de la Kabbale, mélange de juiverie, de philosophie néo-platonicienne, de magie chaldéenne. Lorsqu'on traite une maladie, il s'agit de mettre en activité les forces correspondantes des mondes supérieurs, ce qui ne peut être exécuté que par celui auquel la cabale a procuré la connaissance de ces mondes, et qui, par sa piété et sa contemplation, s'est rendu digne de communiquer avec les puissances célestes.

La magie, aussi antique que les vieilles théogonies, florissait de plus belle, malgré que Tibère eût banni les magiciens pour extirper la superstition croissante, chassé les prêtres égyptiens, les Juifs avec leurs sectateurs, allant même jusqu'à mettre en ruines le temple d'Isis et crucifier quelques prêtres et magiciens. Si Julien protégea les arts magiques, Valens et Valentinien renouvelèrent les lois portées contre les magiciens et les sorciers, poursuivirent les théosophes, mais ce fut sans beaucoup de succès.

La goëtie était la science occulte qui agissait par l'entremise de génies malfaisants renfermés dans les corps terrestres; la théosophie était la magie agissant par le secours de la divinité elle-même; la théurgie celle agissant par le secours des bons génies; ceux-ci s'attirent par des offrandes, la prière, la contemplation; les mauvais génies se chassent par des enchantements, des symboles, des paroles empruntées aux langues étrangères, surtout aux Hébreux et Chaldéens, comme Sabaoth, Adonaï, abracadabra, etc. D'où certains médecins qui donnaient aux médicaments des noms égyptiens ou babyloniens.

A côté de cela, Dion Chrysostome (200 ap. J.C) nous parle de prétendus médecins qui, campés sur la place publique, y étalent maint assortissement de membres et d'os assemblés et articulés, et autres objets de même genre, à grands renforts de jets d'eau, d'air comprimé ou de filtrages. Tel n'est pas, dit-il, le médecin véritable.

Théodose sous l'inspiration de St Ambroise, voulut faire disparaître les traces du paganisme et le IVe siècle se termina par la mutilation des statues et œuvres d'art, la suppression des thermes publics, lieux où les controverses philosophiques prenaient la place des débauches, la dispersion des bibliothèques dont beaucoup passèrent par le feu. En Orient aussi, les discussions religieuses furent néfastes au savoir. Sous

Arcadius une révolte fomentée par les moines anéantit un grand nombre de bibliothèques, et sous Basilique, la grande bibliothèque Julien, à Constantinople, fut livrée aux flammes.

Au Ve siècle, en Orient, la secte des Nestoriens prit un grand essor; elle fonda une école à Édesse, où l'on enseigna la philosophie et la médecine; la pratique s'apprenait dans un hospice public. Théodose II et Zénon l'Isaurien ayant persécuté les Nestoriens, et les ayant forcés à se réfugier en Perse, ils y furent bien accueillis, surtout après la suppression des dernières écoles athéniennes sous Justinien. Cosroës, roi de Perse, tenait tellement à Tribunus, son médecin nestorien, qu'il offrit une armistice à Justinien pour l'obtenir.

Les Goths firent plus, pour retenir un peu la science, que les derniers empereurs romains, et l'on vit les rois barbares, tels que Théodoric, stimulé par son premier ministre Cassiodore, encourager les arts, les sciences et la médecine. Mais ils étaient ariens, et les moines préférèrent la dévastation et l'orthodoxie à la tolérance des Wisigoths.

Pour garantir la sécurité des particuliers contre les médicastres ignares, Théodoric édita une loi qui fut en vigueur du VIe au XIIe siècle. On y voit: « qu'aucun médecin ne doit soigner une femme ou une fille noble sans l'assistance d'un parent ou d'un domestique, sous peine d'une contravention et amende de dix sous, quia difficilum non est in tali occasione ludibrium interdum adhoerescat. ». Lorsqu'un médecin est appelé pour traiter une maladie ou panser une plaie, il faut qu'aussitôt après avoir vu le malade, il fournisse une caution et convienne du prix des soins.... S'il vient à blesser un gentilhomme, il subira une amende de cent sous; et si le gentilhomme meurt des suites de l'opération, il sera livré aux parents du mort, qui pourront le traiter comme bon leur semblera. S'il a d'une manière quelconque estropié un serf, ou causé sa mort, il sera tenu d'en restituer un autre. »

Le pouvoir du Comte des Archiâtres était ainsi réglé par Théodoric: « nous vous honorons dès à présent de la dignité de Comte des archiâtres, afin que vous soyiez seul distingué entre les maîtres de la Santé, et que tous ceux qui auront quelque différent par rapport à la médecine s'en remettent à votre décision. Vous sérez l'arbitre d'un art honorable, et le juge de toutes les contestations qui ne se décidaient auparavant que par la passion de chaque particulier. Vous guérirez en quelque sorte les malades, en tant que vous terminerez des querelles qui leur sont préjudiciables. C'est un grand honneur pour vous, que les habiles gens se soumettent à vous, et que vous soyiez considéré par ceux que tout lemonde considère. »

Chez les rois Barbares, il y avait des médecins laïques et des clercs; mais les archiâtres avaient des emplois qui n'étaient pas sans danger. Nicolas et Donat, médecins du Burgonde Gontran furent mis à mort pour n'avoir pu guérir la reine atteinte de variole; Marileif médecin de Chilpéric fut battu et laissé nu; Dérold manqua d'être empoisonné pour une fantaisie de Louis d'Outremer; on chassa de la cour Regnault Fréron pour n'avoir pu guérir la folie de Charles VI, etc.

Les médecins appartiennent presque tous au clergé, pendant la première période du Moyen-Age; mais les clercs ne peuvent exercer la chirurgie qui est abandonnée à tous ceux qui veulent l'exercer. Il n'était pas rare de voir les clercs-médecins, lorsqu'ils avaient réussi la cure d'un grand personnage, obtenir le bénéfice d'une abbaye, d'un évêché, voire même un archevêché. Leur savoir était alimenté par quelques compendiums ou abrégés des derniers auteurs latins.

Au fond, tout le monde faisait de la médecine, clercs, abbés, abbesses, hospitaliers et laïques; la superstition régnait aussi bien chez les uns que chez les autres; les formules magiques s'alliaient aux mots mystérieux, aux évocations sacrées, les amulettes aux reliques et aux scapulaires. Au XIe siècle, les rois se mirent à être guérisseurs; c'est Edouard le Confesseur, roi d'Angleterre qui donna l'exemple, puis les rois de France suivirent; Philippe Ier, St Louis, etc, guérissaient écrouelles et goîtres par simple attouchement, en prononçant quelques paroles sacrées, et esquissant le signe de la croix sur la tumeur.

C'est pendant les Croisades que les hôpitaux prirent de l'extension. Au contact de l'Orient où prospéraient ces établissements, des congrégations se formèrent pour soigner les malades à Jérusalem. Au VIIe siècle, il y avait en cette ville l'hôpital St Jean l'Aumonier, dirigé par les Johannistes; puis à partir de la fin du XIe siècle, se créèrent les congrégations de Ste Marie et St Lazare. Enfin les chevaliers de St Lazare qui soignaient exclusivement les lépreux, les Templiers et les Chevaliers de St Jean de Jérusalem, durent aussi s'occuper des malades et des pèlerins. En France ce furent les frères hospitaliers du St Esprit (Montpellier 1070), ceux de St Antoine (Vienne, 1095), etc. Ils soignaient empiriquement et gratuitement les malades, et leur science était aussi précaire que celle des infirmiers qui dirigeaient les infirmeries de la plupart des couvents et des hospices ordinaires. Au XIIe siècle, nous trouvons la fameuse abbesse Hildegarde, savante remarquable pour l'époque, s'occuper de questions ardues telles que la rétention du sperme dans le coït aux sensations vives, l'infécondité de l'homme, des moyens de refréner l'ardeur des passions génitales, etc, questions qui prouvent que les abbesses de cette époque, n'avaient pas perdu les moeurs libres des abbesses du VIe siècle.

Les Arabes à la suite de leurs invasions, établirent une brillante civilisation qui donna un nouvel essor, aux sciences, à l'Alchimie, à l'art médical. Certes, l'ancien arabe lorsqu'il était malade, allait trouver soit le marabout qui lui vendait des talismans et des paroles magiques, soit le chated qui, en digne successeur des sorciers, n'opérait guère différemment; cependant déjà Mahomet et Aboubekr vivaient à la Mecque en relations d'amitié avec des médecins formés aux leçons des Grecs ou à l'école des Nestoriens. Leurs successeurs recueillirent en Perse les connaissances portées par les moines et les philosophes néo-platoniciens expulsés par Justinien. Ce sont les Arabes qui ont sauvé du désastre les débris de la médecine grecque dont ils copièrent et traduisirent les manuscrits qui avaient résisté à la dévastation.

Dès la fin du VIIIe S, il y avait à Djondisabour un hôpital en plein fonctionnement, qui fut le berceau de la médecine arabe; Mésué le père en fut le pharmacien pendant 40 ans. Un peu plus tard son fils enseignait la médecine dans un hôpital de Bagdad, où encore Adhad Eddoula le Bonide créa, vers 977 un autre hôpital dont la fondation fut accueillie par des réjouissances publiques; à cet établissement étaient attachés 24 médecins, et les malades y étaient divisés par catégories et les médecins placés suivant leurs aptitudes; un administrateur gérait les affaires; comme dans l'ancienne Grèce, on y conservait des registres d'observations, recueils si souvent cités dans le Continent de Rhazès. Ensuite Meyafarikin, Merou, Rey, Ispahan, Chiraz, Jérusalem, Antioche, Damas, Médine, La Mecque, etc, eurent toutes des hôpitaux où les médecins étaient chargés tout à la fois du soin des malades et de l'enseignement des élèves.

C'est à Bagdad que se fonda cette école si brillante qui devait propager la civilisation dans tous les pays de domination arabe, et inciter la création d'écoles filles célèbres, jusqu'en Espagne. Sedillot a dit justement: « Ce qui caractérise surtout l'École de Bagdad à son début, c'est l'esprit véritablement scientifique qui présida à ses travaux. Marcher du connu à l'inconnu, se rendre un compte exact des phénomènes pour remonter ensuite des effets aux causes, n'admettre comme vrai que ce qui a été démontré par l'expérience, tels sont les principes enseignés par les maîtres. » Cette école commença à fleurir au IXe siècle

On établit à Bagdad un collège de médecine dont les membres étaient chargés d'examiner ceux qui se destinaient à l'exercice médical. C'est en 931 sous le règne de Moctader, qu'un malade ayant succombé par la faute de son médecin, le Khalife publia un édit par lequel, nul à l'avenir ne pourrait exercer la médecine à moins d'avoir été examiné par Sinân. On exempta de cette mesure les médecins d'une capacité reconnue ou ceux attachés à la personne du souverain ; il se présenta plus de 800 candidats. Chez les Arabes, souvent la médecine était l'apanage de famille de père en fils, tels les Bachtischua ; mais l'éducation avait surtout lieu à l'hôpital. Ali-Abbas dit qu'un jeune écolier praticien doit étudier les maladies dans les hôpitaux, car dans les livres elles sont décrites d'une manière peu conforme à la nature ; c'est de cette façon qu'il a recueilli ses observations.

Rhazès indique les qualités nécessaires au médecin : « Bien des médecins ont travaillé, peut être depuis des milliers d'années au perfectionnement de l'art de guérir ; par conséquent, celui qui lit attentivement et médite leurs écrits acquiert, dans le court espace de sa vie, plus de connaissances qu'il ne pourrait en rassembler en soignant des malades pendant plusieurs siècles : car il est impossible à un seul homme, quelque longue que soit sa carrière, de parvenir par ses propres observations, à découvrir la plus grande partie des vérités médicales, s'il ne met pas à profit l'expérience de ses prédécesseurs ; mais ce n'est pas seulement la lecture qui forme le médecin, il faut qu'il soit encore doué d'un jugement sain, et qu'il sache appliquer les vérités reconnues aux cas particuliers. »

Albucasis se plaignait de l'ignorance des arabes en l'art chirurgical, seulement ils avaient acquis une telle habileté dans l'art de pronostiquer que les Grecs les regardaient nés prophètes. La médecine arabe subjugua le Moyen-Age, puis dégénéra, mais jusqu'au XVIe siècle, les médecins dits arabistes subsistèrent.

Les Juifs dispersés à travers le Monde, de leur côté, s'adonnèrent beaucoup à l'exercice de la médecine. Cosmopolites, polyglottes, plus instruits que le Clergé, ils s'imposèrent comme médecins. Dans l'histoire de la médecine française on parle de médecins juifs, de Massarignia (VIIe s.), de plusieurs Isaac, d'un rabi Juda, d'un Samuel qui passa au mahométanisme (XIIe s), d'un Yusif, d'un Moïse (XIIe s), d'un Jacques, d'un David, etc. Nous citerons aussi les célèbres Lusitanus, Amatus et Zacutus, juifs portugais. On sait par le testament d'Isaac, médecin juif à Carcassonne (4 août 1305) qu'ils pouvaient posséder des immeubles et exercer la médecine.

Craignant la concurrence, les médecins de l'Ecole de Salerne, firent tenir au Clergé un Concile défendant aux Juifs d'y exercer la médecine; les ouvrages de ce temps sont remplis d'injures contre les Juifs qu'ils mettent au nombre des charlatans et des ennemis qui viennent s'emparer de leur domaine, car il suffisait d'être juif pour être réputé bon médecin. Des Conciles tenus à Béziers et à Toulouse (XIIIe s), à Avignon (XIVe s), excommunièrent les chrétiens qui avaient recours aux Juifs pour le traitement de leurs maladies. Un décret de la Faculté de Paris, au XIIIe s. dit : « Nous défendons à tout Juif ou Juive, d'exercer la médecine en faveur d'aucune personne de la religion catholique. » Néanmoins, prélats, papes et rois enfreignaient les défenses. Le pape Innocent VIII mourant, son médecin juif eût l'idée de lui faire transfuser le sang de trois enfants mâles. François Ier étant malade, demanda à Charles Quint de lui envoyer un médecin juif de sa cour; celui-ci n'en ayant pas, en fit venir un de Constantinople, qui le guérit avec du lait d'ânesse.

* * *

L'Ecole de Salerne fondée au commencement du IXe siècle, par Charlemagne (?), fut la fusion de la médecine grecque, latine, arabe et juive. C'était la fière cité d'Hippocrate, où les études étaient sérieuses et duraient sept années, on y étudiait l'anatomie sur le cochon, et après un an d'exercices anatomiques on pouvait être chirurgien. L'exercice de la médecine et de la pharmacie était tenu sérieusement et durement à Salerne, ce qui établit sa réputation universelle, mais comme elle devint ensuite une école d'enseignement purement cathédral, et avec des professeurs très jeunes, elle déchut, et vers le XIIIe siècle, elle n'avait plus de réputation.

Le médecin de Salerne ou de Naples, devait visiter ses malades en ville, deux fois par jour, au salaire d'un demi-tarenus (environ 15 sous) par jour, et encore pouvait-il être dérangé de droit, une fois dans la nuit par le même client. En dehors des murs, le médecin pouvait exiger trois tareni, mais pas plus. Il ne pouvait tenir de pharmacie (statio), ni prendre des arrangements ou faire des combinaisons avec le droguiste.

Roger de Sicile, en 1140 publia une ordonnance par laquelle tout homme qui voulait pratiquer la médecine dans ses Etats, était obligé de se présenter devant les magistrats pour en obtenir l'autorisation, sous peine d'emprisonnement et de confiscation de tous ses biens. Au XIIIe siècle, son petit-fils, Frédéric II, compléta l'édit, en corroborant l'exercice de la médecine dans le royaume de Naples, à l'examen préalable et à la maîtrise de l'Ecole de Salerne; les études étaient de trois années de logique, et de cinq années de médecine et chirurgie. Le diplôme reçu devait être légalisé et confirmé par l'officier du roi; puis le nouveau maître pratiquait encore pendant unne année sous la surveillance d'un médecin expérimenté, avant d'être livré à ses propres forces. La naissance et l'extension des Universités mieux situées, firent rentrer dans l'ombre cette belle école.

La médecine cléricale a des abus, elle doit bientôt tomber, et puis comme disait Bordeu : « Les miracles furent peu nécessaires lorsqu'il ne s'agit plus de poser les fondements inébranlables de la religion. Les fidèles, uniquement occupés de confesser la foi dans les persécutions, semblèrent alors abandonner et même mépriser le traitement des maladies du corps. Leur zèle se tourna tout entier du côté des choses purement divines ; ils mirent la médecine au rang des choses humaines et purement périssables qui méritaient peu leur attention : elle ne faisait plus entre leurs mains des cures extraordinaires, étant séparée de la grâce des miracles. »

Déjà à l'époque de Manuel Commène, Lucas, patriarche oecuménique de Constantinople, interdit aux diacres et aux prêtres de l'Eglise grecque l'exercice de la médecine. Les Conciles de Reims (1128), Latran (1139), de Montpellier (1162), Tours (1163) interdisent aux moines la pratique médicale à l'extérieur des couvents, et aux clercs de faire de la chirurgie : Ecclesia abhorret a sanguine. Cependant le Clergé voulut quand même exercer le haut pouvoir sur l'enseignement et la médecine, aussi institua-t-il les Universités qui prirent de l'extension à partir du XIIIe siècle, et dont les étudiants, formant une espèce de classe à part, ayant ses lois et sa police, jouissaient de certaines immunités. L'enseignement n'avait que l'apparence laïque, il était toujours essentiellement clérical ; jusqu'en 1542, les médecins furent clercs et célibataires, et Guillaume de la Chambre (1398) eût besoin d'une dispense pour être régent de la Faculté de Paris, parcequ'il était marié.

Au XIIe siècle, dans plusieurs villes (Montpellier surtout), les médecins s'étaient réunis en corporations et avaient auprès d'eux des apprentis ; ils multipliaient les écoles laïques, mais au XIIIe siècle, l'Eglise intervint pour remettre tout sous sa coupe. En 1220, à Montpellier, le cardinal Conrad les place sous la juridiction de l'évêque, puis il y a des chartes d'association, (1239 légat de Grégoire IX), en 1258 (Alexandre VI) ; mais déjà (16 octobre 1289) sous le pape Nicolas IV, l'Eglise se réserve le monopole de l'enseignement.

Les Universités sont fondées, Bologne fleurissait déjà au XIe siècle ; puis viennent celles de, Oxford 1206, Valence 1209, Paris 1200, Naples 1224, Padoue 1228, Toulouse 1229, Cambridge 1229, Salamanque 1239, Rome 1245, Coïmbre 1279, Montpellier 1289, Lisbonne 1290, Avignon 1303, Orléans 1305, Grenoble 1339, Pise 1343, Valladolid 1346, Prague 1348, Florence 1349, Pavie 1360, Angers 1364, Cracovie 1364, Orange 1365, Vienne 1365, Genève 1368,

Cologne 1385, Heidelberg 1386, Palerme 1394, etc.

L'Université de Bologne n'émanait d'abord ni du pouvoir royal, ni de l'autorité épiscopale ; elle était toute laïque et autonome ; les étudiants nommaient et soldaient recteur et professeurs et arrêtaient le plan des études ; la fondation des chaires était libre. Bientôt comme les autres, elle tomba sous le droit commun pour avoir une juridiction spéciale et les immunités d'usage à l'époque. Au XVe siècle elle tenait la tête avec 10000 étudiants italiens et étrangers.

Les Facultés de Médecine, tout en faisant partie intégrante des Universités, avaient un fonctionnement propre.

Dès le XIIIe siècle, la Faculté de Médecine de Paris admit aux grades les pauvres écoliers sans les faire payer, mais c'était l'exception. Elle excluait d'ailleurs les difformes. « Un homme difforme ne doit pas être admis à l'exercice de la médecine, d'autant plus qu'il peut troubler l'imagination des femmes enceintes, qui pourraient faire des monstres semblables à lui. »

Cette instauration des Universités fut un bienfait pour le relèvement des études, car les clercs étaient loin d'être très instruits. Aldaberon, évêque de Laon au Xe siècle, disait que toute la science des clercs consistait à pouvoir compter sur leurs doigts les lettres de l'alphabet. Cependant au IXe siècle, Alcuin dans ses écoles et surtout à Tours, avait divisé les connaissances humaines et leurs études en sept catégories : 1° Le Trivium ou Etique, comprenant les trois arts : grammaire, rhétorique et dialectique ; 2° le Quadrivium ou physique, comprenant l'arithmétique, la géométrie, la musique et l'astronomie. C'était avec ce bagage, sorte de baccalauréat-ès-arts, que l'étudiant (escolier, escoler, scoulier, escoulier, scholier, estudiens) entrait dans les Facultés.

Là, l'éducation était faite dans un genre dit scholastique, célèbre surtout par des poses savantes de syllogismes et de discussions dans le genre de celles-ci ; le Paradis terrestre devait être en Normandie parceque c'est le pays des pommes ; les femmes avaient une côte de plus que les hommes, puisqu'Adam avait fourni une des siennes pour la création d'Eve ; Adam et Eve étaient dépourvus de nombril pour cause originelle, etc.

A la Faculté de Médecine, l'étudiant passait un certain temps pour devenir bachelier, puis une autre pour obtenir la licence, qui lui permettait d'exercer urbi et orbi, mais ne lui permettait pas de s'ingérer dans les affaires de la Faculté, droit réservé aux docteurs qui régentaient et professaient tour à tour. Pour être du Collège des médecins et maître, tout d'abord il fallait donner des leçons de médecine et ouvrir école libre chez soi. C'est vers 1501, à Paris que l'on commença à tenir des cours publics, en choisissant deux lecteurs ou professeurs annuels, sans cependant enlever le droit particulier d'enseignement libre chez soi. Les professeurs de Montpellier, jusqu'au XVe siècle, se faisaient payer par les élèves et ne recevaient rien du trésor public. A Bologne, dès 1308, Roger de Parme, reçut le premier un traitement spécial pris sur les fonds publics. Plus tard les Facultés gérèrent en communauté.

Montpellier commença à délivrer des grades médicaux en 1220, Salerne en 1237, Paris en 1270, mais seulement à des clercs. Au XIIIe siècle, l'exercice de la médecine était entièrement sous la dépendance ecclésiastique. Innocent III avait défendu, le premier, sous peine d'excommunication, aux médecins d'entreprendre le traitement d'aucune maladie sans avoir fait appeler un prêtre; à côté de cela, l'astrologie guidait le pronostic et dirigeait la médication; on n'administrait aucun vomitif ou purgatif sans consulter les astres.

Outre leur qualité de médecins, de professeurs à la Faculté de Médecine les clercs occupaient souvent des charges rétribuées du Chapitre. Henri Thiboust, doyen en 1430 était chanoine de l'Eglise de Paris; Michel de Colonia (1481), chanoine et chantre; Jean Froideval (1524) chanoine de Paris et curé de St André des Arts; Claude Fauvelet (1579) chanoine et chantre de l'Eglise de Sens. François Rabelais, obligé de quitter les fonctions de médecin des hôpitaux de Lyon, pour avoir fabriqué un bâtard, ne devint-il pas curé de Meudon!

Au XVe siècle, les évêques seuls avaient le droit de délivrer, dans leurs diocèses, les permis d'exercice de la médecine, ce qui conduisait à des abus, des faveurs, des incompétences, de sorte que des illétrés, des empiriques, pouvaient rivaliser avec les médecins instruits. Ce fut une révolution quand, à la fin de ce siècle, Linacre, l'érudit influent à la cour d'Henri VIII, fonda le Collège médical de Londres qui devait juger des capacités. Nul ne put exercer la médecine s'il n'avait reçu ses grades dans une des deux Universités du Royaume (Oxford et Cambridge), s'il n'avait été examiné par le président du Collège de Londres, assisté de trois médecins délégués.

Comme dans l'Antiquité, les villes avaient des médecins salariés; pour connaître la valeur de l'engagement d'un tel médecin, nous citerons le contract de Pierre de la Vaureille, maître en médecine, avec les consuls de St Flour. Pour soigner les pestiférés (novembre 1399), il obtenait 2 francs 10 sous par mois, le logement, l'exemption des impôts et le droit de toucher le prix de ses visites; il mourut d'ailleurs à la peine. En temps d'épidémies, on était quelquefois obligé d'engager des médecins étrangers, et en 1629, les Sanflourains eurent recours à maître Henry d'Aurillac; il leur coûtait 500 écus par mois; aussi le renvoyèrent-ils le plus tôt possible, avec un léger présent et force remerciements.

Dans les Facultés du Moyen-Age, les étudiants étaient divisés en nations, France, Aquitaine, Allemagne, Bretagne, etc, avec chacune leur administration intérieure (prieur, sous-prieur, prévost, officiers). Ils étaient tellement nombreux, turbulents et dangereux, que certains règlements, souvent renouvelés parceque ~~dangereux~~ méconnus, leur défendaient de sortir avec des armes, de porter l'épée, de vagabonder le soir dans les rues avec des bâtons, etc. Ils luttaient souvent avec le guet, cassaient les vitres des maisons particulières et des églises, arrachaient les sièges, marteaux et cloches, démantelaient la ville, etc. D'autres interrompaient les lectures des professeurs ou faisaient tapage aux offices divins. Le professeur Fabius Bonnaerts, qui enseignait à Louvain, fut un soir assailli par une bande d'étudiants et accablé de coups; il en mourut le 28 mai 1590. En 1588, en un jour, les Allemands à Padoue abandonnèrent en bloc le cours de Fabrice d'Aquapendente lequel à propos de l'étude des muscles de la langue, avait tourné en ridicule leur manière de prononcer. Toutes ces nations pouvaient communiquer entre elles, car le latin était la langue universelle en laquelle se faisait l'enseignement.

Au XIIe siècle, pour être professeur en médecine, il fallait surtout du toupet ou du bagoût, et l'on aurait pu dire que la science n'attendait pas le nombre des années, à voir la jeunesse des maîtres. Gilles de Corbeil se plaignait qu'on laissât enseigner l'art à de trop jeunes hommes sans pratique, et Etienne de Tournay, dans une lettre adressée au pape, à la fin de ce siècle, s'écrie: « Ces adolescents bien peignés ont l'impudence d'occuper des chaires magistrales; ils n'ont pas de poil au menton et les voilà assis à la place des hommes mûrs. Eux aussi, ils écrivent des manuels, des sommes, compilations mal digérées, humectées, mais non pas nourries de sel philosophique ». D'ailleurs les mauvais professeurs forment la règle; à la même époque Jean de Salisbury écrit: « Ils citent Hippocrate et Galien avec ostentation, profèrent des paroles inintelligibles, débitent à tout propos leurs aphorismes et étourdissent la cervelle avec leurs expressions nouvelles et tonitruantes. Ces enfants d'hier, maîtres aujourd'hui, croient qu'ils peuvent tout, parcequ'ils osent et promettent tout. »

Peu à peu, cependant, les Universités, surtout les Italiennes, s'arrachaient les célébrités à prix d'or. Aussi, les érudits et les véritables savants, les penseurs commençaient à se montrer. Dès le XIVe siècle, on voit déjà Petrarque s'attaquer à l'infaillibilité des Grecs et surtout des Arabes; il flétrit ceux qui cherchent à masquer l'incertitude de leur science par la richesse de la dialectique, ou se cachent derrière les anciens. Il prétend que petits est le nombre de ceux qui savent entrevoir l'insuffisance de l'art parcequ'ils ont réellement étudié la nature, et qui l'avouent avec sincérité pour ne pas mentir à leur propre conscience.

Si les grands génies, comme le moine Roger Bacon sont exceptionnels et incompris, d'où persécutés, il y a un certain nombre d'esprits avides de bonne science. En 1348, la doctoresse Guillaumette Alban de St Flour, achetait très-cher les manuscrits utiles, comme la viscerina, thérapeutique des affections du tube digestif, ferré d'argent et clos de fermoirs en argent valant la somme de 26 livres. Dans les bibliothèques universitaires les manuscrits étaient attachés au pupitre servant à les consulter, avec de fortes chaînes, afin d'éviter les pertes de ces objets précieux, rares et chers, et un règlement draconien réglait leur usage.

L'esprit de corps régnait, soit entre élèves-médecins, soit dans le collège médical des villes, soit dans les Facultés; cependant c'est avec ironie contre la solidarité que Bordeu nous raconte qu'au début du XIIIe siècle, l'Université de Paris fut dispersée et exilée, et dit: « En effet si les médecins suivirent l'Université dans son exil, que devinrent alors les malades de Paris? S'ils ne la suivirent pas, ils n'étaient donc pas du Corps de l'Université. Si quelques-uns la suivirent et si d'autres restèrent à Paris, ceux-ci étaient donc de faux-frères qui faisaient corps à part, et qui formaient les vrais médecins ou ceux qui voyaient les malades, tandis que les autres haranguaient dans les Ecoles. »

Il n'y avait pas à s'inquiéter des malades, à part les médicastres hors rang, les chirurgiens plus pratiques que les physiciens cléricaux, pouvaient secourir ceux-ci.

Au XIVe siècle, la médecine religieuse continuait à fleurir et faire une terrible concurrence à la médecine laïque. Les moines mendiants, dont le nombre allait sans cesse croissant, distribuaient également mômeries et recettes médicales avec une telle impudence, que le synode de Magdebourg (1370) fut obligé de leur interdire d'exercer la médecine. Les prêtres trafiquaient aussi des hôpitaux, de sorte que l'Ecole de Vienne fut obligée de décider que l'administration en serait confiée à des laïques, afin que les malades fussent mieux soignés (1312). Les saints médecins, aux cures miraculeuses, augmentaient tellement de nombre, que des lois (1373) furent décrétées pour fixer la nature des miracles et la canonisation des guérisseurs. A côté de cela, les Pierre d'Abano, les Jean Sanguinaccius, les Cecco d'Asculo, etc, c-à-d tous les savants originaux, subissaient le sort de Roger Bacon, et étaient poursuivis comme magiciens ou sorciers.

La superstition, la cabbale, la magie, et l'astrologie règnent en maîtresses. On aurait même pu qualifier la Faculté de Paris, de Facultas saluberrima medicinæ et astrologiæ. En 1347 le recteur de l'Université de Paris fit nommer une commission de savants devant mettre fin à la controverse relative aux conjonctions et oppositions de la lune et du soleil, à certaines nuits pour décider de la purgation ou de la saignée. Ainsi, on ne devait pas prendre de médecine lorsque la lune était dans le signe du taureau, car comme cet animal rumine, il tirera votre médecine du fond de l'estomac pour la faire rendre par la bouche.

Les femmes médecins n'étaient pas rares; où s'instruisaient-elles? Allaient-elles aux Facultés? C'est peu probable. Sortaient-elles des couvents? C'est possible. Ou mieux, n'étaient-elles pas d'habiles empiriques? St Louis, en sa Croisade, avait emmené avec lui, une femme Hersend, physicienne, qui revint en France avec une patente royale et une rente de douze deniers parisis par jour. Au XVIe siècle, en Italie, de nombreuses femmes s'occupèrent de médecine; on les appela medicessa lorsqu'elles ne faisaient que de la clientèle. A Padoue on en a cité plusieurs comme professeurs à l'Université.

La chirurgie qui ne pouvait être pratiquée par les clercs, était envahie par des illettrés, d'ignares compères, voire même des femmes, ventousant, scarifiant, saignant, pansant les plaies et les ulcères. Henri de Mondeville le célèbre chirurgien de Philippe le Bel, déclame contre: « les barbiers, les sorciers, les devins, les alchimistes, les courtisanes, les vieilles femmes, les juifs convertis, les sarrazins » qui, ayant mangé tout leur bien, se servent de la médecine pour tromper. Du temps de Brunus (Padoue 1250) on laissait les scarifications et la saignée seulement aux barbiers, ils abusèrent bientôt, se mirent à poser des sangsues et des cautères, puis à faire œuvre chirurgicale. En 1271, Jean Pitard réunit plusieurs chirurgiens de Paris et, se détachant de la Faculté, fit un Collège distinct de chirurgie, composé de laïques ayant le droit de se marier, mais restant sous la main de la Faculté, afin d'avoir les privilèges des maîtres en physique et le port du costume. On leur donna le nom de chirurgiens à robe longue et ils prirent St Côme et St Damien pour patrons, St Luc étant celui des médecins. A la fin du XIIIe siècle, Lanfranc donna une vive impulsion à ce collège, et eût à lutter contre les empiètements des barbiers. En 1311 un édit de Philippe le Bel, obligea tous les chirurgiens français à se faire examiner par le Collège de St Côme. La Faculté, n'accorda plus la licence aux bacheliers, qu'après leur avoir fait prêter le serment de ne jamais pratiquer la chirurgie.

En 1352 Jean le Bon défend l'exercice de la médecine à ceux qui ne sont pas autorisés, tels que: apothicaires, étudiants, moines mendiants, etc. Ce qui n'empêcha rien du tout. La Faculté fit condamner, en 1322, une femme, Felicie Jacobea pour exercice illégal de la médecine, et comme on le voit de nos jours à la police correctionnelle, les clients vinrent témoigner de leur haute estime et de leur reconnaissance pour leur guérison. En 1335 on trouve à Paris, 35 individus exerçant illicitement l'art médical où les épiciers et les lombards, avec quelques herbiers tenaient le haut du pavé. La Faculté traite tous ces parasites d'agyrtes, nebulones, illicite practicantes, et de siècle en siècle fait condamner, divers apothicaires, cordeliers, vieilles femmes, gentilshommes, etc. Comme maintenant aussi, le métier bien qu'illégal était couché sur les registres du fisc; en 1292 il y avait à Paris, parmi les contribuables, 151 barbiers (hommes et femmes), 20 mires ou médecins en pourpoint et 8 meiresses. Les vrais docteurs n'étaient point en pourpoint, mais en robe longue et voués au célibat.

Ce n'est qu'en 1484 que les apothicaires furent soumis à la surveillance des Facultés et des médecins salariés par l'État; avant, ils étaient aussi bien épiciers, confiseurs que droguistes; ils ne se privaient pas, comme de nos jours de pratiquer la médecine populaire. Cependant au XIIe siècle à Naples, les pharmaciens étaient assujettis à composer leurs médicaments suivant l'antidotaire de Salerne. Le premier Codex, Medicamentorum opus, date de 1198 et a pour auteur Nicolas Mirepse; ce fut Jean de St Amand, clerc et médecin de Louis IX qui le fit adopter par la Faculté de Paris, où il ne fut abandonné qu'en 1649; il y eût des ordonnances incomplètes pour l'exercice de la pharmacie et le code pharmaceutique, publiées en 1484, 1514, 1638; le Collège de pharmacie de Paris ne fut créé qu'en 1777.

Bien qu'il y eût les chirurgiens de robe longue, il y avait aussi des chirurgiens d'armée, comme Pierre de [illegible], médecin chirurgien de Jean le Bon, qui suivait l'armée commandée par Amaury de Caen, et touchait 40 sols parisis par jour, sur la cassette royale; néanmoins l'exercice de la chirurgie était virtuellement libre, la Faculté s'en désintéressant et ne poursuivant pas.

Lorsqu'en 1425 un arrêt du Parlement eût interdit aux barbiers de faire des opérations mais avec l'autorisation de se borner à panser les plaies et à arracher les cors, la Faculté pour combattre le Collège de St Côme, prit les barbiers sous sa protection, et en fit des chirurgiens de robe courte (1491) après leur avoir enseigné en français ce qu'elle ne connaissait guère, la chirurgie théorique.

En 1381, deux fameux chirurgiens de rupture (hernie), Jehan Mulin et Jehan Lelièvre, parcouraient la France « pour leur pain gaigner de leurs sciences et métiers, » le bâton à la main, le sac sur le dos, le rasoir en bandoulière; ils opéraient les hernieux et calculeux rencontrés en route. On a raconté qu'un autre frater, nourrissait son chien avec les testicules enlevés perdant le cours de l'opération, à l'insu des malades et des assistants. D'ailleurs les frères ermites, étaient quelquefois appelés par d'illustres personnages, ainsi Pierre et Lancelot qui eurent l'audace de tenter la guérison de Charles VI roi de France.

Enfin nous devons signaler l'apparition de l'Alchimie, développée par les arabes, et rappeler les noms de Raymond Lulle (1235-1315) et de Jean de Rupescissa (1357) qui, précédant Paracelse, ouvrirent la thérapeutique des quintessences.

*
* *

Voyons maintenant par quelles phases a passé la terminologie depuis cette époque.

La Médecine prend d'abord des noms issus du latin puis dégénérés : medicina fait médicinée, puis mèchine, mecine ; on emploie aussi medicinalia pour l'art médical, et l'expression medicinaliter, signifie au moyen de l'art médical, ce qui se fait médicalement. Le terme media (médecine) vient de medicare ou peut-être une abréviation de remedia. Le mot mestrie ou maîtrise est l'art du magister, maître médecin, du sciencier ou maistre qui signifie expert en médecine ; maistre, mestre, mistre, mittre, équivalent à docteur en médecine ; majestre, maiestre, mayestre en langue romane.

Medicare, exercer la médecine ou donner un remède, devient medicinare, puis mediciner (1355), meciner, mesciner, mechiner, merchiner miciner-(soigner ou guérir), medir, guérir ; metgar, metgiar en roman. Medicineur, medicateur et medicineresse s'emploient en mauvais terme, de même que la medicastrie est la médecine du charlatan.

Le terme le plus commun et le plus noble, au début du moyen-âge et qui est resté dans ses dérivés en Angleterre, est celui tiré de physica, la nature, qui fait fisica, la médecine, dégénérée en physique, fisique, fuisic, fuisique et fizica (rom) ; tandis que le terme la nature, se donne comme fusika, et la physique comme fisicle. Le clerc médecin est le physicus, d'où physicien, phusicien, fuigicien, fisicien, en langue romane phizicias ou curedor. Le medicus regis ou protophysicus regis, remplace l'archiâtre ; le proto-medecin est le médecin salarié des villes.

Physica (rare) est aussi la femme-médecin, fezicia, fezecia en roman ; on trouve quelquefois le mot iatromea, dérivé du grec.

Le physiologus est le médecin savant en physiologie, et le clinicus devient le clenicus ; les clinici sont les livres de médecine. Si le médecin exerce sa profession, il se classe pragmaticien, pratissien (1412), praticien ; s'il écrit des livres de médecine, c'est le medrographus (medicinæ scriptor) exerçant la medegraphia ; s'il devient célèbre, protomedicalis, le premier en médecine, son ordonnance, recipe, est très goûtée ; il peut être appelé à faire des expertises légales, suivies de rapports médicaux, renunciationes.

Le terme vulgaire de médecin est aussi mige (qui doit dériver de mage), et devient mige, mege, miege, mege, meide, miée, mie, mee (ce dernier mot en Suisse signifie rebouteur). On trouve aussi megeur, megissieur, megayeur (1556) et megecatenius. Le féminin donne megesse, mieresse, etc.

A Salerne, le grand titre de l'École était magister artium et physicae, mais à côté il y avait les mires de Salerne (de mirer : regarder urgeres), qui se changent en mire et mirrhe, avec un féminin en esse ; c'est aussi bien le médecin que le chirurgien, mais plutôt celui-ci opposé au physicien. Pour Mondeville, le mire de legier hautement, est le chirurgien habile, le médecin est le menestrerez et ses ordonnances, recepta ou mandements. Ramiser (1432) veut être visité par un mire. La mirerie, mirerrie, mierrerie, mergerie est la qualité de médecin ou chirurgien à la fois ; la mirgie est l'art de la médecine.

Dans le vulgaire, l'herboriste est le médecin habile dans la connaissance des plantes, le médecin d'eau douce, l'ignorant, le médecin indocte (1519), reades (Paracelse), imperit (1537). Le coquillon c'est le médecin attifé du bonnet doctoral (de cucullus, capuchon) ; le merdefin le médecin ignare ; le veau cornard le docteur prédestiné ; l'emboucheur de santé, etc.

Au point de vue de la doctrine, nous avons l'empirique, ampirique, empiricque (1530) ou selon Wedirribit (chez les Arabes, qui ont donné à Paul d'Égine le surnom d'accoucheur, cawabely), puis l'Hippocratiste ou Ypocratiste qui suit la doctrine d'Hippocrate, puis l'Averroiste, arabiste ou arabisant qui suit celle d'Averrhoës ; enfin plus tard le médecin spargyrique ou espargirique, médecin alchimique ou asbeirniste, encore Paracelsiste. La spagyrie est la médecine alchimiste, azoch la médecine universelle ; l'alchimie est l'alkemonia, archemia (soufflerie), l'almogeste, le grand art, l'ars divina ou de la transmutation, dont les disciples sont les adeptes, ou communément argueniens (1447), argusmenes, les abstracteurs de quintessences (disait Rabelais) qui cherchent les secrets, arcane, archane, arguenne. Mais les suppôts de la Faculté ont ces adeptes en horreur et les appellent des doux noms latins de : agyrtae, denti frangibuli, latro physici, genethliaci, seplasiarii institores, myrinois, pseudochymici, rotatores, umbratici doctores Paracelsicarum, Theophrastici (du prénom de Paracelse).

On a beaucoup ergoté sur l'épithète de carabin, donnée aux étudiants en médecine, sans conclure ; je citerai simplement comme rapprochement, qu'en 1521 on appelait escarrabin ou scarrabin, la personne chargée d'ensevelir les pestiférés.

Le terme de docteur, qui signifiait d'abord professeur public, devient synonyme de savant, capable, doctor, doutor, doctour (1412), prend une autre affectation avec les Universités ; la docterie ou doctorat (1571) est le degré ultrême qui décerne la maîtrise, et équivaut à magisterie d'où magister. On trouve encore le terme de Domine, comme savant docteur, ainsi que celui d'endotrincor.

Le bon médecin, experitus, doit assurer son jugement, medicinæ estimatio, li aasmeneng de la médecine ; s'il veut être savant, artos, artous, et escientous (instruit), il doit être à même de savoir experiare, esprimenter dans son elaboratoire ; il doit combattre l'imperice, l'ignotion, la non-saichance, l'ignorance. Il lui faut étudier la physique, natura audire, en passant de celui qui étudie la physique, naturalis au médecin ou physicien naturiste, naturien ; le physionomiste se nomme physionomien, physiognomiste.

La chirurgie, dite aussi medecine naturelle, devient sirurgia, sirurgica (1371), cerugia (1279), sururgia, siurgie, sieurgie, sirreurgie, cirugiennerie (1343). Le chirurgien se nomme donc cieurgien (1351), chirurgico, cerugien, sirurgien (1419), cerursicus, ciretieus, cirotogus, ciroguus, puis sirreugien (1504), scirurgien ; cirurgier c'est exercer la chirurgie. On trouve encore les expressions ciurgien, cyrurgien, scerugien, serorgien, surrigien, surgien, serourge, ciroigien, scururgien, sirorsien, soigau (de soig, soin).

L'artisan manuel s'appelle encore medicus vulnerarius (1069), plagarius, opifex (artisan), puis habilleur, rabilleur, adoubeur, renoueur c-à-d. raccommodeur ; on traite de frater adoperateur ou de lapidaire (1581) l'opérateur de hernie ou lithiase urinaire ; l'experimentator (1410), l'esprouveur, sont les praticiens circulateurs ; le médecin accoucheur est l'adjutor partûs :

Les sages-femmes n'étaient souvent que des mathronnes (ne pas confondre avec matrosne, la sorcière), mais spécialisées elles se nommaient, maïa, medica, hyperetria, metrix, obstetrix. Dans le commun langage, c'était l'alleresse-mère (de alleurer, tirer), la saige femme ou femme saige, la mère sage (1609), la releveresse (1485), la ventrière (1554), ventreière, mèraleresse, meruleresse, metaleresse ; on trouve encore les termes de baille, balle, bacle, boyle. On donnait aussi le sobriquet de portière du petit guichet.

L'arracheur de dents, tire-dent, se désignait avec une acception malveillante comme enguilenmineur. C'était aussi la tâche du barbier, rasor (1100), car barberie, barbirie, berberie, était devenue une corporation faisant concurrence aux chirurgiens ; barbier équivalait presque à chirurgien ; plus bas c'était le barberius, barbeor, berbetcor, berbeteur, babieur, barbieur, barbicor, barbeteur, barberiot ; les barbeieres et barbieresses exerçaient aussi ; de même que les estuveurs ou les estuveresses qui opéraient les estuveux qui fréquentaient les bains chauds ou estuves, tenues par l'estuvier souvent véritable proxénète ; on appelait le baigneur, balnitor, stuparius (de stupa, stuba, étuve).

Le pharmacien est devenu dispensator, apothicaire, hipothecarius (125[illegible]), ipothecarius (1333), ypothecarius (de apothèque, apotèque, boutique); en roman c'est l'ipothicaire, ypotecari, ipotica. Nous trouvons ensuite, apotecaire, arstikaire, apotiquaire, apotiquere, appoticaire, appoticquaire, exerçant son art dans l'apothecairerie, apotecarie, apoticairie, apotiquerie, potionarium ou labororium (officine ou laboratoire)

Quelquefois c'est l'antidotarius qui compose les antidotes d'après les formules du recueil, antidotaire ou antidotoire. S'il s'occupe de pharmakeutie en vendant des remèdes, pharmaques, il doit les composer d'après le livre spécial, dispensaire ou dispensatoire, ou mieux le codice (codex 1623) ou les compendil, compendion, compendium.

L'aromatarius (1531) était aussi l'apothicaire droguiste, mais plutôt le droguiste parfumeur (1585), sa boutique, les jours de fête, ne devait être ouverte qu'en cas de maladie grave ou urgente ; sa réputation n'était sans doute pas bonne, car les clercs n'avaient pas le droit de fréquenter son officine. Il était concurrencé par le droguiste, drogueur (despessier, depessier en roman), ou le parfumeur, parfumier, seplesarius, mais surtout par le miror, vendeur d'onguents qui achetait ses produits au fabricant, mirocopos, pour les débiter dans sa boutique, miropolum ; à moins qu'il ne fît partie des miropola ou miropoles, vendeurs ambulants ; ou qu'il ne fut nitto (pharmacopole).

L'apothecairesse ou apotiquaresse était aussi bien la femme pharmacienne que la femme du pharmacien, ou la religieuse préposée à l'infirmerie des couvents. Remarquons que aromatizarer veut dire embaumer.

Les herboristes, herbarii, tiennent aussi boutique (herberie, erberie, orberie) ou déambulent en exerçant la médecine ; ils passent par les dénominations de herbier, arboriste, arboliste, herboliste, herbiste ; les vumida sont les herboristes vagabonds. L'herbière est la vendeuse d'herbes avec signification double de sorcière et empoisonneuse ; encore empoisonneresse (1389). L'herbarius, herbario, herberger, herberia, herbera, herbergius est l'empoisonneur, le tossicator, entoxicaire, thoxicaire, potionator, proditor, car potionare, appotiare, signifie empoisonner, et cependant de là est dérivé notre mot potion, médicament. L'avantator est le circulateur vendant des arcanes.

Le Moyen-Age voit de nombreuses formes de maisons hospitalières. Les hospices de vieillards, gerocomium, gerotomium, gerontocomium, gerontocomum, les maisons d'infirmes, nosocomium, gnosocomium, l'asile de malades, nosodochium, l'hôpital, xenodochium, xenodochie (1488) ; l'ostellerie est l'hôpital ordinaire qui porte aussi les noms de hospitau, hospital, ospitau, ospitalt, ospitault, hospitail, opital.

(1315), espitel, hospitaile, espitau (1414). Puis vient le bourdieu, bourg Dieu, hôtel Dieu, ostel-Dieu. Nous trouvons aussi l'almosne, maison religieuse ou hôpital, l'aumosne (1480) d'où est venu almosnerie, almosnie, aumonerie. La sanerie est l'hôpital spécial, malandarius, maladrerie, mesellerie, prennes, leprosiarium, dont le nombre s'élève à plusieurs dizaines de mille en Europe; qui s'occupe surtout des lépreux ou ladres, d'où encore le nom de ladrerie. A Orléans, l'enginerie était la partie de l'hospice où étaient recueillis et élevés les enfants trouvés.

Dans les couvents ou hospices, il y avait des infirmeries nommées soit valetudinaria, soit infirmaria, ou encore infirmitorium, informatorium, infirmerium, infirmarii officium, enfermerie, enfermeure, fermerie (1435), où étaient à poste fixe des enfermeriers et enfermières (d'où infirmiers); en langue romane, efermier, effermiera, efermiera. L'enfermier (1401) est le religieux qui soigne les malades.

La concurrence médicale se continue par le charlatan, ceretanus, ceretane, ciaratano, ciarratanus, averitator, charlator, carlateus, cherlatan, s'occupant de charlaniser ou de l'art de charlaterie, charreterie. Les plus célèbres sont ceux qui exercent la triaclerie, c-à-d vendent des panacées ou thériacles, et nommés triacleur, tiracleur, thériacleur; d'autres font concurrence aux chirurgiens, (immunator barbator) pratiquant les saignées ou guérisseurs de hernies, mais en réalité châtreurs, seigneres, senior, seigneor, sainneur, senneur. Sans compter les sorciers, devins, enchanteurs, etc, portant de multiples noms, et les bateleurs vulgaires, les mages, les bohémiens ou Zingares, les ferlampiers et frelampiers, etc.

D'ailleurs la crédulité était si grande, qu'au XVe siècle, nous voyons Gerson se plaindre que beaucoup de médecins étaient encore attachés en la croyance aux amulettes, et combattre deux docteurs de Montpellier qui en faisaient usage; l'un d'eux se servait d'une médaille sur laquelle était gravée la figure d'un lion et qu'il vantait pour la guérison de plusieurs maladies, l'autre Jacques Angeli (1428), n'employait ses remèdes qu'en certains jours.

Le syllogisme servait aussi en chirurgie à trancher les questions les plus ardues. Adrien L'Alemant (Dialectique française pour les barbiers et chirurgiens - Paris. 1553) dit: « Nul chancre occulte n'est curable; toute lèpre confirmée est chancre occulte: donc nulle lèpre confirmée n'est curable. » ou bien: « Toutes tumeurs contre nature demandent ablation; toutes inflammations sont tumeurs contre nature: donc toutes inflammations demandent ablation. »

*

Nous sommes à une époque où les Facultés de Médecine ont la toute puissance de leurs privilèges, où les docteurs régents forment une corporation solide mais où l'esprit d'innovation est mal vu, ce qui va la forcer à lutter contre l'évolution inévitable du progrès. Cette lutte ne fut nulle part aussi âpre qu'à Paris, aussi est-ce là que nous allons étudier tous les rouages de l'organisation des médecins.

Le collège enseignant, Studium Parisiense, qui existait avant le XIIe siècle, s'était transformé en Universitas Parisiensis, laquelle à la fin de ce siècle se divisa en Facultés distinctes par ordre: Facultés des Arts, de Théologie, de Droit, de Médecine, Facultas saluberrima medicinæ, de la plus saine ou orthodoxe médecine. On ne sait si c'est vers 1267 (sous le décanat de Pierre de Limoges) ou en 1281 (sous celui de Jean de Chérolles) que la corporation fut indépendante, eût ses statuts à elle, un sceau particulier, une masse d'argent et qu'elle commença à tenir ses registres (Commentaires); le premier qu'on possède remonte à 1395. Cette Faculté s'appela d'abord Physicorum Facultas, Facultas in Physica. Peu riche dès les débuts, elle faisait ses cours dans un local où les élèves étaient assis sur des bottes de paille; peu à peu elle s'enrichit par des legs, et grâce aux libéralités de Jacques Desparts, médecin de Charles VII, elle put s'offrir un hôtel convenable rue de la Bûcherie. En 1452 le cardinal d'Estoutteville supprima le célibat des médecins comme chose impie et déraisonnable, et au contraire les prêtres ne purent être admis à la Faculté qu'avec dispense spéciale. Les membres de cette Faculté comme tous ceux de l'Université, avaient exemptions de toutes charges publiques; la Faculté bien que vivant à ses frais devint très riche. Desparts qui avait en outre donné une masse d'argent, de 35 livres de poids, ayant voulu interdire les bains publics, à cause de la recrudescence des maladies cutanées, déchaîna la fureur des Parisiens et fut obligé de s'exiler à Tournay où il mourut.

La Faculté n'est pas mieux caractérisée que par l'épithète qu'elle se donnait: Veteris disciplinæ retinentissima, la gardienne des moeurs antiques. Fière de ses droits et de son honorabilité, elle chassait impitoyablement tout membre qui lui paraissait indigne, mais elle avait l'esprit mesquin de chicane, d'entêtement, de routine; elle voulait avoir le monopole du progrès avec ses tendances stationnaires, et celui-ci naissait presque toujours en dehors d'elle.

Le nombre de ses membres n'était pas considérable, guère plus d'une centaine, et souvent les familles s'y succédaient; les jeunes y cédaient toujours le pas aux anciens. La religion catholique était de rigueur pour y être admis, car tout se faisait sous le couvert de cérémonies religieuses, et chaque année les membres assistaient à la messe solennelle du patron St Luc.

Ce fut presque une révolution de voir, vers 1668, quatre protestants en faire partie, mais cette intrusion ne dura que jusqu'à la révocation de l'Edit de Nantes.

Outre ses devoirs corporatifs et d'enseignement, la Faculté était le Comité consultatif des pouvoirs publics pour les mesures d'hygiène, de salubrité, de police médicale, d'inspection des drogues et denrées; elle était seule compétente en matière de médecine légale. A sa tête était le doyen, nommé au suffrage pour deux ans, grand dignitaire organisant et présidant les cérémonies, conduisant les processions; grand potentat gérant les biens de la communauté, combattant, plaidant pour la Corporation. Vindex disciplinae et custos legum, gardien de la discipline et des statuts.

Pour appartenir à la Faculté, il fallait avoir été reçu docteur par elle et parconséquent avoir suivi la filière des cours. En arrivant, l'étudiant prenait connaissance des statuts qui lui faisaient l'obligation, 1° d'assister aux offices divins, dans la forme et aux lieux, jours et heures accoutumés, 2° d'assister fréquemment aux cours, argumentations et dissertations publiques. Il suivait alors l'enseignement oral secondaire donné par les bacheliers, lesquels interprétaient les auteurs anciens d'après un programme fixé par les professeurs. Cet enseignement durait au moins deux années, et alors le candidat, s'il avait au moins 25 ans, pouvait prétendre au grade de bachelier, qu'il obtenait après un examen durant une semaine, pendant laquelle il pouvait subir des questions de tous les docteurs. S'il était admis, on lui décernait le grade solennellement en lui faisant prêter un long serment où il s'engageait d'assister aux exercices de la Faculté et aux argumentations de l'Ecole pendant deux années, de soutenir une thèse sur une question de médecine et d'hygiène, enfin d'observer toujours la paix et le bon ordre, et un mode décent d'argumentation dans les discussions scientifiques prescrites par la Faculté.

Au mois de mai suivant, les bacheliers (bachalar, bacheler, bacler, bachellier, baccalaurei, bachalarii) subissaient l'examen de botanique et assistaient à des disputes et des leçons privées; puis de la St Martin au Carnaval, ils soutenaient en grand apparat, les thèses quodlibétaires sur des sujets de physiologie et de médecine; de là jusqu'aux vacances, ils soutenaient les thèses cardinales, sur un sujet emprunté à l'hygiène. Ces thèses soutenaient des billevesées telles que : Est-il bon de s'enivrer une fois par mois ? La femme est-elle un ouvrage imparfait de la nature ? Faut-il tenir compte des phases de la lune pour la coupe des cheveux ? etc. L'argumentation en latin durait de six heures du matin à midi, d'abord avec les bacheliers, ensuite avec les docteurs.

Après deux années de cette existence, à argumenter, suivre les cours, voir quelques malades, enseigner les plus jeunes, les bacheliers demandaient à être admis à la licence. Après enquête sur ses moeurs, l'honorabilité de la famille, le candidat était invité à se rendre successivement au domicile de chaque docteur de la Faculté pour y subir un examen intime d'ordre pratique. Celà durait donc longtemps, et d'après les notes de chaque docteur, après une réunion secrète de la Faculté entière, on admettait ou rejetait au scrutin secret. Si l'on était accepté, on devenait licentiande, mais pas encore licencié. Les néophytes étaient présentés par le doyen, au chanoine chancelier de l'Université, lequel fixait le jour de la cérémonie du mariage des licentiandes avec la Faculté, à laquelle étaient convoquées et invitées toutes les autorités et célébrités; le doyen représentait le paranymphe (ami du marié chez les Grecs).

C'était à genoux, tête nue, recueilli, que l'on recevait la bénédiction de l'Eglise, dans la salle de l'Ecole, où quelques questions étaient encore posées; puis toute l'assistance se rendait en procession à Notre-Dame pour remercier la Sainte Vierge, et rappeler aux élus qu'ils devaient tout sacrifier à l'Eglise, usque ad effusionem sanguinis. On était alors licentié, c-à-d qu'on appartenait à la Faculté, qu'on était médecin avec le droit d'exercer.

Le doctorat, qui n'était plus qu'une formalité, était facultatif, mais comme il donnait droit à l'ingérence dans le domaine de la Faculté, ce titre était très recherché, mais limitativement décerné. Il pouvait s'obtenir au bout de quelques semaines sans nouvelles épreuves, mais on attendait quelquefois des années pour être admis à la Vespérie, après enquête rigoureuse et vote de la Faculté. La Vespérie (une après-midi) était une réception intime, mais déjà solennelle, où l'on indiquait au candidat, la valeur de ses devoirs et l'importance de la dignité.

Après visite à chacun des docteurs régents, on fixait un jour pour la réception à l'Ecole. Le récipiendaire montait en chaire avec le président de cérémonie, et l'appariteur le saluant lui disait : Domine doctorande antequam incipias, habes tria juramenta : 1° Vous observerez les droits, statuts, lois et coutumes respectables de la Faculté ; 2° vous assisterez le lendemain de la St Luc à la messe pour les docteurs décédés ; 3° vous lutterez de toutes vos forces contre tous ceux qui pratiquent illicitement la médecine, et vous n'en épargnerez aucun, à quelque ordre ou à quelque condition qu'il appartienne. Vis ista jurare ? - Juro ! répondait le candidat. Alors le président prenait un bonnet carré, avec lequel il traçait en l'air le signe de la croix, et après le lui avoir mis, lui donnait un léger coup sur la tête suivi de l'accolade. C'était un nouveau docteur, inscrit dans l'ordre des jeunes, pour dix années. Il avait droit à l'enseignement supérieur et à faire des cours en robe longue à grandes manches, ayant le bonnet carré sur la tête et la chausse d'écarlate à l'épaule, du haut de la grande chaire de l'amphithéâtre, ex superiori cathedra, car les bacheliers enseignaient sur des sièges moins élevés.

L'enseignement dogmatique se partageait en deux catégories : 1° les choses naturelles (anatomie et physiologie) et les choses non naturelles (hygiène et diététique), 2° les choses contre nature (pathologie, matière médicale, thérapeutique). Au XVI° siècle, il y eût un cours de chirurgie fait en français pour les apprentis barbiers, et en 1634 un autre fait en latin pour les seuls étudiants en médecine, bien que tout bachelier pour être admis à la licence, dut faire le serment, s'il avait exercé la chirurgie ou tout autre art manuel, de s'engager, par acte devant notaire, à renoncer pour jamais à cet art. Il y avait aussi deux professeurs de pharmacie, dont l'un avait l'inspection des boutiques de la rive droite, l'autre celles de la rive gauche. En 1646 fut établie une chaire de botanique. Les étudiants pouvaient aussi aller au Jardin Royal (Museum d'Hre Nlle), fondé en 1626, pour y apprendre l'anatomie, ou au Collège de France, fondé par François 1er (1529) qui possédait une chaire de Médecine, dont les professeurs, bien qu'indépendants, étaient docteurs régents.

L'étude de l'Anatomie était livresque, et c'était avec anxiété qu'on attendait l'exécution d'un criminel pour faire une anatomie. Dans ce cas, le professeur, du haut de sa chaire expliquait, tandis qu'un barbier chirurgien (souvent plus expert) disséquait pour la démonstration. Doctor non sinat dissectorem divagari, sed contineat in officio dissecandi ; le docteur ne permettait pas au prosecteur d'aller çà et là, mais il le contenait dans son rôle de coupeur. Les chirurgiens étaient bien supérieurs aux médecins en cette occurrence, bien que des médecins érudits fussent devenus de célèbres anatomistes, mais intimement et non au-delà de leur cabinet de dissection.

Pour l'étude des malades, c'était bien pis, pas d'enseignement clinique, certains bacheliers n'avaient point vu de malades, mais au-delà, le docteur pouvait se les attacher et les emmener en clientèle ; bien qu'il y eût l'usage et non l'obligation de suivre les visites des médecins des hôpitaux, tout cela était sans profit parceque sans direction. En 1644, pour faire concurrence aux institutions de Théophraste Renaudot, il fut établi un service régulier de consultations publiques, où pouvaient assister les bacheliers, mais ceux-ci se rendaient plus souvent chez le concurrent, avec plus de profit.

L'enseignement clinique n'est pas d'origine française ; de 1602 à 1632 à Leyde, un médecin inconnu avait fait des essais, suivi d'Otto Heurnius qui concurrençait Straten (d'Utrecht), mais c'est surtout Sylvius de le Boë qui inaugura vraiment l'enseignement clinique en 1658, à Leyde ; il fut suivi d'Ewald Schurelius, d'Albert Kyper (Koenigsberg) et Bidloo (1715) ; on donne comme précurseurs Bottoni et Oddo (1568) à Padoue. La France s'est rattrapée au XIXe siècle et a surpassé dans le genre. Au contraire pour la chirurgie c'était surtout l'enseignement technique ; les aide-chirurgiens, comme Ambroise Paré, se formaient dans les hopitaux, remplissant les fonctions de nos internes actuels.

A Montpellier, au milieu du XVIIe siècle, le célèbre Barbeyrac (surnommé le Sydenham français), dans ses visites aux malades, en ville, était toujours accompagné de nombreux élèves qu'attiraient sa renommée ; cette méthode n'aurait pas beaucoup de succès à notre époque.

L'encensement mutuel était déjà l'apanage de la Faculté, et Gabriel Naudé, en 1628, dans une cérémonie de paranymphes, s'écriait : « L'École de Paris a donné des coryphées à toutes les sciences, à toutes les Facultés : à la linguistique, Sylvius, Plancius .... Mais voici le roi, que dis-je ? l'empereur, Fernel ! je vous l'ai montré triomphant de la barbarie vaincue, terrassée ; voyez ce nouveau Jason rapportant de Colchide la toison d'or ! Mais qui furent donc les Argonautes ? Quels furent les soldats ? Quels furent les centurions ? Les voici, assez illustres déjà par leur qualité de capitaines de Fernel, Budé, Akakia, Andernach, Sylvius, Plancius. »

Ceci est modeste, à côté de la discussion sur cet aphorisme : Le médecin est semblable à Dieu. On démontrait que si Dieu donne la maladie, c'est le médecin qui donne le remède, il est donc plus utile, plus nécessaire que Dieu ; cependant la péroraison finissait par cette pensée : « Nous devrions plus au médecin qu'à Dieu même, si ce n'était encore à Dieu que nous devons le médecin. »

Le candidat au doctorat recevait d'énormes coups d'encensoir du paranymphe : « Que de fois en cette enceinte, asile du génie et de la science, vous avez cru voir réunis en lui seul Hippocrate rendant de vive voix ses oracles, Platon enseignant la philosophie, Aristote ...., Galien ...., Pline ....., Ptolémée ...., Théophraste ...., Cicéron ...., etc. »

Donc ce médecin issu de la Faculté était bon pour discuter et agiter sur tout, s'il était à peu près nul en clinique. Cet usage de controverser dura jusque dans les cours publics du XVIIIe siècle. Les auditeurs prenaient quelquefois des colères aux démonstrations, ce qui n'était pas toujours du goût [illegible] lorsqu'ils se trouvaient [illegible].

Brethous (Lyon. 1723) ayant fait des objections au cours [illegible] de Vallant et Lauriès, eût cette réponse qu'il rapporte : « un enfant d'Esculape que je rencontrai dans la cour me signifia parlant à ma personne, que si je revenais d'avantage, je recevrais une volée de coups de bâton. »

Pierre la Ramée avait vu la cause des incapacités des médecins, et dans ses avertissements sur la réformation de l'Université de Paris (1562), il voulait un enseignement pratique, car « la dispute seule dans des actes scholastiques peut faire des escholiers disputeurs et non pas de bons panseurs de maladies. Par ainsi les médecins, qui parviennent au grade de docteur, ne sachant autre chose que ce qu'ils ont appris par leurs actes, ils apprennent l'usage de leur art au péril des hommes et comme quelqu'un a dit : De nouveau médecin, cimetière bossu. »

Que dire des docteurs issus des petites Facultés ? Voici ce qu'en pense Guy Patin, dans une lettre écrite à Spon de Lyon (19 oct. 1649) : « Je ne doute pas que dans les campagnes et les petites villes, il n'y ait trop de médecins et iceux même fort ignorants. Dans Amiens, qui est une petite ville désolée de guerre et passages d'armée, il y a aujourd'hui une vingtaine de médecins ...... pour la campagne elle fourmille de chétifs médecins..... la plus grande cause de ce malheur, est la trop grande facilité des petites Universités à faire des docteurs, on baille trop facilement des parchemins pour de l'argent, à Angers, à Caen, etc, etc ; c'est un abus qui mériterait châtiment. »

Voici le portrait d'un doyen de la Faculté, Blondel, déclaré grand chicaneur et méchant écrivain par un autre doyen, Guy Patin, aussi chicaneur mais bon écrivain, tracé en 1675 par Alain Amy : « Monsieur Blondel est un de nos plus anciens docteurs, qui passe pour savant chez quelques-uns. Il a beaucoup lu et sa mémoire est fort heureuse. Il sait fort bien s'il faut lire un mot grec ou autre dans Hippocrate et Galien. Il les idôlatre en telle sorte, qu'il ne veut entendre parler que de ce qu'ils ont dit, et les vieilles erreurs sont plus de son goût que les vérités nouvelles.... Il a tant d'aversion pour la Chymie, qu'il ne saurait en ouïr un seul terme sans se récrier. Il a une très-grande inclination pour enseigner sans intérêt et sans qu'il y soit obligé. Je vous assure que je l'ai vu se donner la peine de venir tous les jours de la porte St Denis à nos Écoles, pour un seul écolier qui le quitta enfin, parcequ'il n'était pas assez savant pour l'entendre, et que l'Hébreu et le Grec dont il le remplissait, étaient pour lui des langages peu ou point connus. Il est vrai que ce

Monsieur est très-curieux des étymologies, et tâche de ramasser dans ses traités, tout ce qu'il a lu autrefois ; de façon que dans un livre qu'il voulut faire sur le vomissement, il donna une préface de la Chymie, et pour en retrouver l'auteur, il remonta jusqu'au delà du déluge. Il ne dit rien de si trivial qu'il ne l'appuie de l'autorité de ces grands noms qu'on a jusqu'ici révérés, pour ne pas dire trop idolâtrés ; et ainsi quand il parle, c'est toujours, comme dit Hippocrate, comme dit Aristote, etc. ».

Encore en 1778, deux docteurs régents de la Faculté de Médecine, Duchannoy et Jumelin, caractérisaient ainsi la science des docteurs frais émoulus : « On peut raisonnablement regarder les jeunes médecins, après leurs études, comme un corps de jeunes soldats, qui, abandonnés à eux-mêmes et sans chefs, ravagent les provinces d'une patrie qu'ils doivent protéger et secourir. »

Mais la critique la plus jolie de cette ancienne éducation médicale, a été faite dans un ouvrage remarquable, dont je parlerai plus longuement une autre fois ; c'est L'Anarchie Medicinale ou la Médecine considérée comme nuisible à la Société, par Gilibert, docteur de la Faculté de Montpellier, agrégé au Collège des Médecins de Lyon et professeur de botanique, anatomie et chirurgie. « Entreprendre-dit-il-de prouver que le plus grand nombre des médecins sont ignorants, et parconséquent dangereux, c'est ce qui souffrira bien des difficultés et qui me fera beaucoup d'ennemis. » (Edité à Neufchâtel en 1772 ; in-12, 3 vol.). C'est une œuvre dont on doit recommander la lecture.

Nous sommes loin du portrait du vrai médecin, tracé au début du XVIIIe siècle, par le grand Frederic Hoffmann. Il devait être chrétien, humble, ni avare, ni orgueilleux ; modéré dans ses opinions religieuses sur lesquelles il ne discutera point, n'être pas athée ni superstitieux. Le médecin doit être philosophe, modeste, diligent, discret, peu causeur. Son instruction doit être complète théoriquement et pratiquement. Il ne devra pas avoir d'accointances avec le pharmacien, ne sera jamais familier avec le chirurgien qu'il tiendra à distance, le contrôlant. (La Politique du Médecin).

*
* *

Mais revenons en arrière. L'imprimerie découverte, c'est la divulgation et la propagation rapide des connaissances qui amène la Renaissance et permet aux novateurs d'avoir rapidement des disciples. Si le latin est toujours la langue universelle des savants, beaucoup d'ouvrages se publient cependant en langue vulgaire, sans prétentions pédantesques.

l'étudiant et le médecin n'ont plus besoin de se fier uniquement à leur mémoire, pour avoir les commentaires des anciens auteurs contenus dans de rares et chers manuscrits.

Apprend-il l'Anatomie ? Les anatomistes du XVIe siècle, depuis Mondini, Vesale, Charles Etienne et autres nombreux, lui fournissent ample recueils, jusqu'à l'anatomia comparata, l'osteogenia, les institutiones anatomicæ, jusqu'au fameux theatrum anatomicum de Théophile Bonet (1621) digne prédécesseur de Morgagni pour l'anatomie pathologique ; il aura même des Prælectia anatomica (16[illegible]).

Veut-il apprendre la Botanique ? Il trouvera le tirocinium botanicum (apprentissage), des Index plantarum, medicamentorium, etc. des Tabula, des Phytopinax (tableaux de plantes) etc. Il passera de là à la materia medica, au pinax materiæ medicinalis, au dispensatorium pharmaceutico-chimicum (Nancy 1[illegible]), à la pharmacopœa dogmaticus, etc.

Si nous nous adressons à la médecine en général, nous avons des abrégés, epitome, isagoge ou elementa medicinæ qui succèdent aux vieux canons (canon d'Avicenne, canon medicinæ, 1[illegible]), le compendium totius medicinæ, ou les compendio (verbe substantifié), les summa medica, les synopsis. Ensuite viennent les manuels, enchiridion, enchiridium, les opuscula, principes, liber, theatrum encyclopædia, [illegible] tata, fundamenta, medicina theoretica, practica medica [illegible] praxis ou praxim ; voire la biblia iatrica, le conspectus [illegible]. L'opus et les opera représentent le travail d'un auteur, [illegible] opinions. Puis viennent les remarques, institutiones, observationes, controversiæ, animadversiones ; les conseils et avis, consilium, consilia medica ; les commentaires, enarrationes, commentatio, [illegible] (1682), dissertatio, disputatio, consultatio, quæstio, exercitatio, oratio, sermo, relatio. On trouve l'ars medica, quæ est ars parva Galeni. Les notes quotidiennes d'observations ou éphémérides, ephemeridium, spicilegium (glanage), acta medica, collecta medicinæ.

Le grand moyen de discussion se fait avec les lettres, epistola, epistolæ medicæ, qui deviennent des libelles, libellus, libelli, et responsiones, souvent dures diatribes, souvent aussi apologia ou apologeticæ de l'auteur ; puis les miscellæ et miscellanea. L'un expose son programma, l'autre ses theoremata medica et philosophica, un autre ses examen, tentamen (essai), paradoxa medica (16[illegible]), paradoxa, endoxa, parabola meditationis (règles générales), historia, collectanea (collections), syntagma, paradigmata (exemples), problemata, medica (1706). Les débutants ont leurs theses medicae, l'oratio inauguralis ; les chercheurs, les disquisitiones, la philosophia experimentalis, les elementa physiologia (1749), physico-pathologica.

Les célébrités comme Baillou (XVIe siècle) donnent le pharos medicorum le labyrinthi medici extricati, comme Santorini (XVIIIe s.), la medicina statica etc. Les médecins chimistes ont une formidable collection où nous citerons seulement : medicina chimica, panacea aurea (l'or potable), rosarius philosophorum, thesaurus chimicus (Roger Bacon), theatrum chimicum (Strasbourg 1613), elementa chemiae, claves philosophicae, azoth philosophorum (1613), apocalypsis chimica (1624), etc ; puis la pyrosophia iatro-chemica, l'opus major (R. Bacon), la philosophia occulta, l'astrologia judiciaria.

En langue française, ce sont des manuels, extraits, abrégés, éléments, puis les traités, précis, instructions, introductions, cours, exposés, expositions, principes, essais ; les oeuvres, ouvrages, études de un tel, alors apparaissent les encyclopédies, dictionnaires. Au point de vue enseignement, nous trouvons des programmes, propositions, descriptions, analyses, dissertations, aperçus, explications, commentaires, leçons, démonstrations, considérations, et surtout des pratiques médicale et chirurgicale, des arts de..., des méthodes, des arts de traiter.

Nous consultons ensuite les Histoires générales et particulières, les expositions des systèmes, les philosophies médicale, chimique, etc, les doctrines générales et particulières.

Pour les documents, nous avons les mémoires, recherches, relations, réflexions, remarques et observations, recueils d'observations, mémoriaux, vues nouvelles, rapports ; les revues et annales des diverses sociétés savantes qui se développent de plus en plus, les journaux divers (de médecine, de savants,) les éphémérides, les Centuries médicales, les notices, les expériences et expérimentations ; les revues ; enfin signalons l'important recueil édité à Londres, des Transactions philosophiques.

On discute avec les lettres et réponses, libelles, factums, déclarations, défenses, éloges, réflexions, réfutations, considérations, objections. La médecine, la Chirurgie, l'hygiène veulent se vulgariser ; on publie des avis au peuple, des médecins de soi-même, des médecines des pauvres, domestiques, du voyageur, le chirurgien, le médecin de... etc. On trouve des Conservatoires de Santé, des Echelles de la vie humaine ou thermomètre de la santé, des miroirs des médecines occultes, des médecins philosophes, d'amour, etc, etc.

*

Le journalisme a été fondé par un médecin, Théophraste Renaudot (né à Loudun, 1584). Pauvre, il commença par étudier sous un maître chirurgien à Paris, puis alla ensuite à Montpellier où il fut reçu docteur en 1606. Lié avec l'éminence grise, le P. Joseph, il vint tenter fortune à Paris en 1612. Comme les Statuts empêchaient les médecins des autres Facultés d'exercer dans cette ville, à moins d'être attachés à la Cour Royale, il obtint (titre purement nominal), le titre de médecin du roi, et put exercer sa profession. Pour vivre, il établit surtout un bureau d'adresses (bureau de rencontres, disait le public) qui tourna en boutique de brocantage et espèce de Mont-de-Piété. Dans le même local, il établit bientôt des consultations gratuites pour les pauvres; ces innovations eurent un succès que ne firent qu'accroître ses luttes avec la Faculté de Paris. Il sut s'associer les apothicaires, car il faisait de la médecine chimique, enseignée et en honneur à Montpellier, en horreur en les Ecoles de Paris. Il eût des élèves et des médecins dissidents qui vinrent l'aider, ce qui força la Faculté à établir aussi des consultations gratuites, mais elles furent moins suivies que les siennes. Il créa ensuite, sous le nom de Nouvelles à la main, des feuilles manuscrites, qui s'enlevaient rapidement, relatant les faits divers de l'époque; le succès contribua à la création du premier journal imprimé, la Gazette (d'où le surnom de gazettier donné à Renaudot) qui parut en 1631, sous la protection de Richelieu; il y avait de tout, nouvelles, variétés, feuilleton, éloges de l'antimoine avec récits de guérison, réclames, etc.

La réclame était fréquente à l'époque. En voici le libellé d'une des premières années du XVIe siècle. « Plaise vous sçavoir qu'il y a aux faulxbourg Sainct Germain des prez ung maistre barbier et sirurgien qui est bien expert et bien expérimenté et qui a faict plusieurs belles cures et beaux experiments en la ville de Paris et ailleurs, qui avec l'aide de Dieu garist de toutes malladies procedentes de la grosse verole curable, sans grever nature ni faire violence aux patiens ..... ». Le fameux Nicolas de Blégny, (XVIIe s.) était plus hardi; les coins des rues étaient pleins d'affiches qui informaient tout Paris, des élixirs, cassolettes, des cafetiers merveilleux avec lesquels il devait faire des miracles. Il institua même sous le nom de maison de santé, une espèce de lupanar.

Nous avons vu que les chirurgiens avaient une meilleure éducation pratique que les médecins. Il y avait dans les hôpitaux, des apprentis barbiers, sortes d'internes en chirurgie, qui faisaient les pansements, les saignées, les ouvertures de cadavres sous la direction du maître chirurgien, ils l'aidaient dans ses opérations, le suivaient au lit du malade, et s'éduquaient ainsi par la dissection, et une sorte de clinique sans le nom.

Certains acquirent ainsi une suprématie chirurgicale, tel Ambroise Paré qui fut trois années à l'Hôtel Dieu de Paris comme apprenti.

D'ailleurs, en ville, chaque chirurgien avait ses aides, et ceux-ci se réunissaient entre eux, pour faire comme Vésale, arracher au gibet de Montfaucon, les corps des suppliciés pour pouvoir disséquer. Ces aides, après avoir passé un certain nombre d'années comme apprentifs, subissaient devant un jury composé de plusieurs maîtres du Collège St Côme, des examens théoriques et pratiques, après quoi, ils pouvaient être admis à la maîtrise. Ils avaient aussi comme ressources dans leurs études, les cours de la Faculté et surtout ceux du Collège St Côme.

Mais les médecins craignirent toujours les chirurgiens et voulurent les abaisser. Comme le dit Quesnay : « Durant tout le temps que la médecine a été unie à l'Eglise, les physiciens n'ont pas troublé la chirurgie. Mais depuis que le cardinal d'Estouteville leur eût donné des femmes au lieu de bénéfices, leur ambition se réveilla ; elle poursuivit les chirurgiens sans relâche, et elle retarda par des disputes opiniâtres la perfection de leur art. »

Les barbiers, nous l'avons vu, ne voulaient plus se contenter d'être de simples aides des chirurgiens depuis que Charles V leur avait permis de pratiquer la saignée et de « bailler et administrer emplastres, onguements et autres médecines convenables pour boces, apostumes et toutes plaies ouvertes. ». Ils devinrent ennemis des chirurgiens, et la Faculté pour faire pièce à ceux-ci, les adopta et voulut leur inculquer l'anatomie, mais comme ils ne connaissaient pas le latin, l'enseignement fut donné en latin et les explications en français ; il en résultat bientôt un véritable latin de cuisine. En 1498, pour concilier les trois partis, un arrêt du Parlement décida qu'à la Faculté, un docteur enseignerait l'anatomie sans toucher au cadavre, qu'un chirurgien serait chargé des dissections et que les barbiers seraient simples auditeurs. Mais en 1505, la Faculté se libéra des chirurgiens et enseigna aux barbiers, barbitonsores ou barbirasores, qui s'inscrivirent sur ses livres comme tonsores chirurgici, afin de pouvoir arriver à la chirurgia tonstrina. De là des luttes incessantes entre les trois corporations, allant aux procès et même aux corps à corps. Enfin en 1655, les barbiers abandonnent la Faculté et s'unissent aux chirurgiens. Mais celle-ci n'abandonnait pas la partie, et pendant trois ans les procès recommencèrent ; Guy-Patin plaida lui-même contre ces laquais bottés, estafiers de St Côme, ces chiens grondants, cette superbe racaille de chirurgiens qui perdit le procès.

Voici l'arrêt du Parlement : « La Cour a mis et met l'appellation de ca dont a été appel à néant ; émendant, sans s'arrêter à l'intervention des parties de Danez, sur l'opposition, met les parties hors de cour et de procès, à la charge que les deux communautés des chirurgiens et barbiers unies demeureront soumises à la Faculté de Médecine, suivant les contrats des années 1577 et 1644. En faisant droit sur la requête des parties de Chenvot, ayant égard à l'intervention du recteur de l'Université, fait inhibitions et défenses auxdits chirurgiens-barbiers de prendre la qualité de bacheliers, licenciés, docteurs et Collège, mais seulement celle d'aspirants, maîtres et communauté, comme aussi leur fait défense de faire aucune lecture et actes publics, et pourront seulement faire des exercices particuliers pour l'examen des aspirants, même des démonstrations anatomiques à portes ouvertes, suivant la sentence du prévôt de Paris du 7 novembre 1613, sans que pas un desdits chirurgiens-barbiers puissent porter la robe et le bonnet, que ceux qui ont été ou seront reçus maîtres ès arts. Et néanmoins pourront ceux qui ont été reçus avec la robe et le bonnet jusqu'à ce jour, les porter pendant leur vie. – Fait en Parlement le 7e jour de février 1660 ».

C'était la défaite complète et le commencement de la décadence. Malgré cela, la France eût quelques bons chirurgiens, mais en Italie, en Espagne, beaucoup plus tard en Allemagne, où il n'y avait pas le même ostracisme, la chirurgie progressait. Les chirurgiens reprirent de l'espoir, lorsqu'en 1671, Louis XIV donna l'enseignement de l'anatomie du Jardin des Plantes à un chirurgien au lieu et place d'un médecin ; ce fut Dionis qui inaugura la chaire où affluèrent ceux qui voulaient étudier sérieusement avec Duverney, Littre, Mery, Winslow, etc. Sous les efforts de Mareschal chirurgien de Louis XIV et de La Peyronie, chirurgien de Louis XV, avec l'aide de ces savants anatomistes qui font partie de l'Académie des Sciences, les chirurgiens relèvent la tête. En 1724, cinq places de démonstrateurs sont créées à l'amphithéâtre de St Côme, et dès 1731 est fondée l'Académie de Chirurgie qui devient la corporation véritablement savante de l'art médical. C'est là que naît cette belle chirurgie célèbre à la fin du XVIIIe siècle qui préparait l'avenir à la belle école française du XIXe siècle. Une ordonnance royale du 23 avril 1743 libéra complètement les chirurgiens qui avaient réussi à démontrer le néant de l'enseignement de la Faculté de Médecine.

La dignité du corps chirurgical était garantie en exigeant le titre de maître ès arts des futurs maîtres en chirurgie, en leur défendant l'exercice de tout art non libéral, en les séparant nettement des barbiers, en défendant aux chirurgiens l'exercice de la barberie, en défendant aux barbiers, perruquiers, baigneurs, étuvistes, d'exercer aucune partie de la chirurgie, laquelle était placée sous la direction et le contrôle du premier chirurgien du roi.

Ainsi, il y avait à Paris, une catégorie de chirurgiens illicites dénommés Chamberlans, parcequ'ils exerçaient en chambre leur métier de barbiers et guérisseurs. Ils furent poursuivis par les prévôts de St Côme, et le préfet de police, sur les instances de Lapeyronie, les emprisonna, puis ne les relâcha ensuite que pour leur faire prendre du service dans les régiments (mars 1745).

*

* *

En faveur de la Faculté, on peut cependant signaler une partie où l'enseignement était pratique, c'est celui de la Botanique. Dès 1540 Padoue possédait un jardin botanique pour l'instruction des élèves. Bologne et Pise en eurent dès 1547, Montpellier en 1598 sous l'influence de Richer de Belleval. La Faculté de Paris avait créé en 1597, à côté de ses Ecoles, rue de la Bucherie, un petit jardin des herbes, dont elle confia le soin à l'herboriste simpliste Jean Robin. Celui-ci, avec son fils Vespasien possédait encore, à Paris même, à la pointe de l'île Notre-Dame, un enclos de 300 toises légèrement doté par Henri IV, et dans lequel ces habiles horticulteurs plantaient et cultivaient avec amour les fleurs les plus belles, les plus rares, pour servir de modèles aux dessinateurs et aux ouvrages de broderies. Cette fondation était un progrès, car auparavant l'enseignement des médecins se faisait par des promenades dans les bois et dans les champs. Ainsi le 3 avril 1503 on rencontrait les médecins professeurs herborisant avec les bacheliers dans les plaines de Gentilly, et l'après-midi réparant leurs forces et festoyant aux frais des escholiers à l'auberge St Martin. Les médecins ont fourni un certain nombre de bons botanistes. Mais dès 1617, le petit jardin des herbes n'existait déjà plus, on avait fondé en sa place un théâtre anatomique. Malgré cela, ce fut avec déplaisir que la Faculté prit connaissance de l'Edit de Louis XIII, en janvier 1625, relatif à la fondation d'un Jardin Royal de plantes médicinales. Ce futur Muséum d'Histoire Naturelle, pépinière d'habiles naturalistes, doit son origine aux efforts du normand Guy de la Brosse et d'Heroard médecin du roi. L'organisation complète n'eut lieu qu'en 1635. Mais les suppôts de la rue de la Bucherie qui se voyaient enlever leurs élèves en botanique et en anatomie, entrèrent en fureur. Guy Patin fulmina et la Faculté traita Guy de la Brosse de « empiricus et omnium bonarum litterarum ignarus. »

Nous avons vu que la Faculté de Paris n'aimait pas l'intrusion des étrangers dans la capitale. Il en était de même partout. Les villes possédaient des Collèges Médicaux qui étaient presque ce qu'est aujourd'hui l'ordre des avocats. Le docteur ou licencié qui voulait exercer dans une ville, outre ses certificats médicaux et d'exercice, de religion, etc, devait se faire agréer au collège médical où il subissait des sortes de thèses, d'examens; ensuite il prêtait le serment d'Hippocrate et attendait le résultat du vote secret.

A Paris, le docteur issu de Montpellier, Reims ou autre Faculté, devait, pour pouvoir exercer (s'il n'avait le titre de médecin du roi), se remettre sur les bancs de la Faculté pour obtenir ses grades. Il est vrai que, s'il avait déjà de la notoriété, on lui accourcissait la durée des études. Aussi à la fin du XVIIᵉ siècle, les médecins provinciaux avaient créé une association, avec l'autorisation royale, sous le nom de Chambre Royale de Médecine. Sous le couvert de la charité et de la bienfaisance, ils voulurent faire concurrence à la Faculté, créer une espèce d'école, et avoir les prérogatives des médecins de Paris. C'était la lutte; la Faculté veillait et obtint de Louis XIV (3 mai 1694), la suppression de cette Chambre. Cela n'avait pas empêché, aux XVII et XVIIIᵉ siècles, nombre de célèbres médecins et chirurgiens de Montpellier, de conquérir les succès à Paris, sous l'égide de la maison royale. Il est vrai que ceux-ci mettaient quelquefois en pratique la recette du parfait courtisan donnée par Henri Estienne (1595): « Recipe: 1° trois livres d'impudence, tirées du creux d'un rocher nommé Front d'airain; 2° deux livres d'hypocrisie; une livre de dissimulation; 4° trois livres de science de flatter; 5° deux livres de bonne mine; le tout concassé et cuit au jus de bonne grâce. Passez cette décoction dans une étamine de large conscience; puis, quand elle est refroidie, mettez-y six cuillerées d'eau de patience et trois d'eau de bonne espérance; avalez d'un seul trait. » D'ailleurs ces charges de médecins du roi, s'achetaient et se passaient moyennant espèces sonnantes.

*
* *

Comme nous étudions les moeurs médicales de l'époque, il nous faut ajouter bien des détails pour vous faire connaître la vie de nos ancêtres, détails sans lesquels bien des passages des vieux livres vous sembleraient obscurs. D'abord, le médecin, bien que s'octroyant des quartiers de noblesse, était souvent considéré comme salarié; à plus forte raison le chirurgien.

Marguerite de Navarre, à la suite de sa fuite précipitée d'Amiens, pour gagner l'Auvergne, ayant été écorchée par une mauvaise selle, fut obligée d'avoir recours à un chirurgien qui la guérit. Mais plus tard celui-ci ayant parlé des charmes de la femme d'Henri IV, elle punit cette violation du secret professionnel en lui faisant administrer les étrivières. Si comblés de bienfaits qu'ils fussent, les médecins des seigneurs n'étaient pour ceux-ci que des hommes de métier; ils appelaient même les médecins du roi, par leurs noms tout court; ils disaient Guénaut et Valot simplement, quelquefois avec l'épithète sieur. Cependant beaucoup de médecins étaient nobles et avaient la particule de; ils avaient des armes et devises.

Au Moyen-Age, en Italie, les provinces avaient des proto-médecins qui étaient chargés de la police médicale et pharmaceutique, des mesures de l'hygiène publique, de l'étude des épidémies et de la recherche des moyens de les combattre. D'un autre côté, les villes avaient des médecins stipendiés, restes des archiâtres romains. La France en avait aussi, mais c'est surtout dans les villes d'Allemagne, Flandre, Hollande, etc, que les physiciens ou médecins salariés des municipalités se rencontraient; ceci jusqu'en plein XIXe siècle.

Si nous voulons connaître les charges, devoirs et droits de ces médecins, dont beaucoup acquirent une grande réputation, nous n'avons qu'à transcrire le serment professionnel prêté, au XVIe siècle, par l'Arzdt de la ville de Colmar: « Le physicus de la ville de Colmar doit jurer obéissance au maire et au conseil de la ville, en tout ce qui sera bon et juste. Il doit prévenir de tout ce qui, à sa connaissance, pourrait devenir dommageable à la ville; faciliter tout ce qui pourra tourner à son avantage, à son honneur et à celui de la religion.

« Il doit servir avec zèle et fidélité – comme il convient que fasse un docteur pieux, honnête et habile – toute personne qui lui demande conseil et réclame ses soins. Il doit ne se refuser à personne et visiter deux fois par jour tout malade alité.

« Il ne doit pas aller passer la nuit hors de la ville sans l'autorisation du bourgmestre, s'il a en ville quelque malade qui tienne à n'être pas privé de sa présence. Il doit une fois par an, et accompagné des délégués de l'autorité, visiter les pharmacies et faire au maire, sur celles qu'il aura trouvées en défaut, un rapport auquel il ajoutera tels avertissements et conseils qui pourront remédier à ces défauts et en prévenir la répétition, afin que les pharmacies soient en tout temps tenues en bon état.

« Il ne doit faire chez lui aucune des préparations, aucun des remèdes qui sont dans les attributions spéciales des pharmaciens; il doit s'en tenir à formuler ses ordonnances et laisser leur exécution au pharmacien assermenté, afin que les choses soient faites normalement et réglementairement.

« S'il arrive qu'il y ait dans la ville deux ou plusieurs pharmaciens jurés, le docteur ne devra faire des prescriptions ni en faveur, ni au détriment de l'un ou de l'autre, ni envoyer chez l'un et détourner des autres ; il devra laisser le client libre d'aller où il lui plaira.

« Si le physicus, salarié par la ville, découvre un lépreux, il est tenu sur sa conscience (sur son salut) de le déclarer sans omettre aucun détail et sans ménager personne.

« Il n'exigera de son client d'autre salaire que selon ce qui suit : Pour un examen d'urine, un batz (un peu moins de 3 sous) ; pour la première visite au malade, cinq batz ; ensuite par semaine dix batz. Tout nouvel examen d'eau, rédaction d'ordonnance nouvelle, ou tout autre soin au même malade pendant le cours de la semaine sera compris dans la susdite somme.

« S'il lui arrive de ne plus vouloir conserver son mandat, il devra le dénoncer en personne au conseil réuni et 6 mois à l'avance.

« De son côté, celui-ci s'engage à ne s'adresser qu'à lui, physicus, pour tout cas qui se présentera pendant qu'il sera en fonctions.

« En échange de ces services la ville doit donner à tout physicus juré en dehors du domaine impérial, une habitation gratuite ; à chaque quatre-temps 8 goulden et une voie de bois, ce qui fait par an 32 goulden (72 ou 88 francs) et quatre cordes de bois. Quand elle voudra lui retirer ce traitement, elle devra le lui dénoncer six mois d'avance, afin qu'il ait le temps de se pourvoir ailleurs. »

Voici, d'autre part un engagement pour un chirurgien salarié de la ville de Noyon (XVIe S.) : « Pardevant deux des notaires royaux siégeant à Noyon le prévôt royal fait savoir que Charles Philippon, chirurgien a promis au maire Jacques Gilles, devant trois témoins représentant les échevins et les habitants de cette ville :

« Dès que le commandement sera fait par le maire et les échevins, (et non pas le premier venu), il ira regarder et visiter les personnes malades de peste, charbons, pustules, estincelles, plaies et tout ce qui dépend de la maladie contagieuse, même ceux qui en seront soupçonnés, les phlébotomer, percer, soigner, ichtoser, inciser et cautériser et généralement de les panser et médicamenter le mieux possible ; et cela, à l'exclusion des localités situées au dehors des faubourgs. Et cela aux conditions suivantes :

« 1° Paiement de 2 mois d'avance. Et cela régulièrement jusqu'à ce qu'on le remercie (chaque mois) ; soit 16 écus payés le jour même ; 2° Gages payés ch.

que mois : 8 écus de rente par mois, payables jour par jour, dans un mois à dater de ce jour. Cette somme est réduite à 4 écus par mois, quand le mois se passe sans qu'il ait été requis de donner ses soins à des pestiférés ; 3° Durant le temps que durera ce traité, 15 sols tournois par jour pour sa nourriture ; 4° Un habillement décent, conforme à son état, pour ses visites ; 5° le loyer et le chausser, durant son temps de service ; ce qui l'exempte de toute contribution ; 6° lui fournir les médicaments qui seront à la charge de la ville ; 7° exemptions de toutes tailles et impositions présentes et à venir, décharge du service sur les remparts ou de service de guet ; 8° après ce temps de service, il pourra s'établir dans la ville et exercer la profession sans fournir le chef-d'œuvre obligatoire. Il pourra y prendre bassins ou plats à barbe et exercer la profession de barbier, et exercer son art de chirurgien sans passer d'examen devant ses confrères. »

Au Moyen-Age, certaines villes se disputaient les hommes de valeur, et leur offraient des avantages supérieurs. Ainsi Adam Lónicer, appelé comme médecin salarié par la ville de Mayence, à son passage à Francfort sur le Mein, fut arrêté par les magistrats de la ville et séduit par des offres meilleures ; il y resta 32 ans. Cependant être médecin pensionné d'une ville attirait quelquefois la jalousie et la haine des confrères. Giuseppe Daciano (1520-1575) avait de tels succès à Udine, que ses collègues tentèrent de l'empoisonner avec un mélange de froment, céruse et arsenic.

Les émoluments des médecins n'étaient pas considérables. Sous Louis XIV les visites ne se payaient guère plus d'un écu (3 livres) ; la consultation entre médecins rapportait un gros écu (5 $^{\#}$). Chez les grands on recevait un peu mieux ; tout médecin appelé en consultation chez Colbert avait un louis d'or. Un chirurgien touchait 9 livres pour un accouchement.

Non contents de se donner une noblesse, les docteurs transformaient leurs noms. Un médecin originaire de Châlons sur Marne, nommé Sans-Malice, se grécisa en Akakia et donna une lignée de docteurs régents de Paris. Mais la plupart des noms était latinisée : Roland l'Écrivain devenait Rolandus Scribanus ; Dubois, Sylvius ; Jean Loysel, Johannès Avis ; Jean des Jardins, Johannès de Hortibus, etc. Le célèbre François Dubois, d'origine française, professeur à Leyde est aussi bien connu sous le nom hollandais de Deleboë que sous celui de Francis Sylvius.

Bien mieux, aux XVII et XVIIIe siècles, l'Académie des Curieux de la Nature, inscrivait ses membres sous les noms des anciens célèbres ; Castor, Hector, Herophile, Pline, Podalire, Archytas, Dioscoride, Aurélianus, Machaon, etc, etc ; certains se distinguent par un numéro d'ordre Hippocrate III, Persée II, Arion I, etc.

Tous ces artisans posaient devant leurs clients qui se moquaient d'eux en arrière et qui, au temps du Grand Roi, allaient applaudir les diatribes bien posées de Molière. Comme aujourd'hui il fallait se défier des mauvais payeurs. Déjà vers 1349, le chirurgien anglais, Ardern homme pratique et connaissant bien l'indifférence du malade après la cure, conseille aux hommes de l'art de taxer très-haut la cure opératoire de la fistule à l'anus, et d'en assurer le paiement par un contrat en bonne forme. Si Paracelse avait suivi ce conseil au XVIe siècle, il n'eût pas été forcé de quitter Genève pour avoir vilipéré contre un chanoine qui ne voulait pas l'honorer pour sa guérison. Même si on ne réussissait pas dans une opération chirurgicale, on s'exposait à des poursuites judiciaires, comme Allard Cyprianus (chirurgien d'Amsterdam mort en 1667), le fut plusieurs fois pour insuccès de lithotomie. Encore cependant, il y avait quelquefois de la reconnaissance; en 1779 mourut le célèbre accoucheur Claude Fleurant, tellement aimé de ses clientes, qu'elles prirent entre elles l'engagement de ne plus faire d'enfants puisqu'il n'était plus là pour les recevoir; son nom est d'ailleurs devenu immortel en la personne d'un apothicaire de ses ascendants que ridiculisa Molière.

Le Médecin des villes avait aussi à se mouvoir dans un milieu pénible, comme le fait dire Bordeu à un petit médecin des Pyrénées: « Le temps de parler vrai dans les cités fort peuplées n'est pas encore arrivé pour les médecins. Il est presque nécessaire qu'ils mentent ou qu'ils soient peu instruits du fonds de l'art, dans ces lieux où règnent l'envie et la dissimulation, fruits dégénérés de la semence de l'émulation et de la cordialité. Mon ami, beaucoup de vos habitants des villes ont perdu la plupart de leurs sens naturels. Leur vie n'est qu'une suite de symptômes d'une maladie habituelle et incurable. »

Puis les disputes des médecins étaient souvent publiques; le secret médical n'avait pas la forme que nous lui attribuons de nos jours; on se rejetait ouvertement l'un sur l'autre, la mort des malades traités en commun. A la suite d'une semblable controverse, Michel Sarcone fut obligé de quitter Rome et de retourner à Naples ville qu'il avait abandonnée (vers 1760), dans un mouvement de mauvaise humeur, parcequ'on ne lui avait pas attribué une chaire qu'il méritait.

*
* *

Si, en 1482, Louis XI bien que sous la férule de son barbier J. Coitier, faisait demander une chirurgienne, nommée Guillemette Duluys, il avait en même temps recours à la sainte ampoule, à l'anneau de St Quenby, à une foule de reliques, d'amulettes, etc, et sa superstition était partagée par beaucoup de médecins. Nombre de confrères s'occupaient d'astrologie, de chiromancie, physiognomancie; même des érudits admettaient, avec le clergé, les histoires de diables, d'incubes et de succubes, de sorcellerie, de maléfices. Il y avait des médecins païens et des médecins croyants. Déjà (au XVIe s.) Jean de Wier essayait d'arracher aux bras séculiers, les possédés et les sorciers voués au feu; comme médecin, il essayait de prouver que c'étaient ou des hallucinés ou des aliénés. Zacchias (vers 1634) établissait le premier la solidarité de la psychiâtrie et de la jurisprudence. Alberti Michel (1682-1757) était plutôt porté à la douceur, et disait que dans les matières douteuses, pour la justice, il valait mieux s'exposer à excuser un coupable, qu'à punir un crime qui n'était pas bien avéré.

Certains médecins n'étaient pas comme Joubert (de Montpellier) aptes à combattre les erreurs populaires de la médecine, ils propageaient des idées néfastes, comme Sassonia (1551-1607) qui prétendait que le commerce avec une fille vierge débarrasse de certaines maladies vénériennes. Cette opinion restée dans le populaire, a été la cause de certains viols.

Nous avons vu que par la cérémonie de licence, l'Eglise incorporait les médecins dans son sein et qu'ils devaient respecter tous ses membres. Almenar qui écrivit sur la vérole, en 1502, savait clairement qu'on en doit rapporter l'origine aux rapports sexuels, mais pour ne pas enlever le respect dû aux religieux et prêtres de son époque, souvent atteints par le fléau, il invoquait pour ce péché mignon, une étiologie spéciale, la corruption de l'air ou l'atmosphère viciée.

L'Eglise vous suspectait très facilement de magie, surtout lorsqu'on avait des succès incompréhensibles, dus souvent à un esprit perspicace; c'est ainsi que fut accusé Delfino Frederigo (Venise 1521) et bien d'autres encore. En 1560 ou 1580, Girolano Donzellini, déjà obligé de quitter Brescia pour ses opinions, s'étant retiré à Venise où il avait parlé avec trop de franchise et liberté d'esprit, se vit accusé d'avoir offensé la religion et l'Etat, et fut condamné à être jeté à l'eau.

Au XVIe siècle, les médecins protestants menèrent, dans les pays catholiques, une vie bien errante, obligés de s'installer momentanément à un endroit, et, suivant les fluctuations politiques et religieuses, de se réfugier autre part, et surtout à l'étranger. Ce fut autant comme protestant que comme spagyrique que, même sous Henri IV, Turquet de Mayerne fut poursuivi et outragé par la Faculté. A la Revocation de l'Edit de Nantes, il fut défendu à tous médecins de la RPR, de faire aucun exercice te la médecine dans le royaume, à peine de 3000 livres d'amende contre chacun des contrevenants, applicables à l'hôtel du lieu où ils se trouveront en avoir fait les fonctions. ». Beaucoup s'exilèrent, quelques-uns se convertirent. En 1707, le cardinal de Noailles, rappelle aux médecins qu'ils doivent, dès le début de la maladie, avertir le malade de penser à sa conscience. Le médecin, en général, ne pensa pas que l'affaire fut de son exercice, car le même prélât archevêque de Paris, renouvelle son mandement sans plus de succès le 16 février 1712. Louis XIV sur la fin de ses jours, pensait seulement alors à sa conscience, et poussé par la Maintenon, vielle bigote, fille renégate d'un illustre et intolérant protestant, confirme le mandement par une ordonnance du 8 mars 1712, imposant aux médecins, chirurgiens, apothicaires. d'avertir ou faire avertir dès le second jour, leurs malades de mettre ordre à leurs affaires spirituelles. Au cas où le malade n'en tenait compte, le médecin devait le dénoncer au curé de la paroisse, et si le 3e jour, le malade n'avait pas un certificat religieux, le médecin ne devait pas le visiter. Le tout, sous peine de 300 livres d'amende; en cas de récidive, suspension temporaire d'exercice; à la 3e fois, c'était la radiation complète. C'est ainsi que ce vieux paillard de roi entendait la liberté de conscience.

D'ailleurs Guillaume Duval, doyen de la Faculté de Paris (1640) n'avait-il pas introduit l'usage de réciter, tous les samedis, dans les Écoles, les litanies de la Ste Vierge et celle des saints et saintes ayant exercé la médecine.

Au début du XVIIIe siècle, W. Coward, médecin libre-penseur, vit ses ouvrages de philosophie condamnés par ordre du Parlement anglais et brûlés à Londres; les protestants n'étaient pas plus tolérants que les catholiques. Julien Offray de la Mettrie (1709-1751) dans ses ouvrages, ayant conclu que la pensée n'est qu'une sécrétion du cerveau, que l'homme n'est pas différent de l'animal, que la morale est le fruit arbitraire de la politique, dut s'exiler pour éviter la Bastille. Au XIXe siècle on vit encore des persécutions de même ordre, quoique moins dangereuses.

* * *

Il y eût des médecins qui se rendirent bien compte de l'incertitude de la médecine, de ses méthodes, de l'insuffisance ou de la mauvaise direction des études. Cornelius Agrippa, dont nous parlerons à part s'en donnait à cœur joie de critiquer. Jean Argentier (1513-1572) reconnaissait que la médecine n'étant pas une science, ne peut suivre une démonstration rigoureuse, que la méthode analytique est de beaucoup préfé-

-able à la méthode synthétique, mais il n'avait pas le courage de l'appliquer à l'expérience clinique, il se bornait à en user en dialectique.

Antoine Principal Carrera (1633) publiait que la Médecine est un art rempli d'erreurs et de fourberies, ce qui lui mit à dos le Corps Médical. Proclamer l'incertitude de la médecine, l'inconstance et le peu de secours des remèdes, l'impossibilité de connaître leur action par le goût, l'odeur, l'analyse, l'expérience même ; prétendre que les médecins ont peu fait avancer la science, qu'ils sont ignares et capables de tout ; déverser sur ses confrères l'injure et les invectives ; il n'en fallait pas tant pour ameuter contre soi le corps médical et même les clients ; c'est ce qui arriva à un travailleur d'une certaine valeur, Léonard Capua (ou Di Capoa), mort en 1695 et fondateur de l'Académie des Investigati.

Paul Anmann (1634-1691) s'attira l'inimitié de ses confrères par ses ironies contre les philosophes de l'antiquité, l'incertitude de la Médecine qu'il considère comme hypothétique, conjecturale et fallacieuse. Bayle, docteur en médecine à Toulouse (Discours sur l'expérience et la raison. Paris 1675), s'écrie : « Si les erreurs des grands hommes n'allaient pas plus loin qu'eux, ce ne serait pas un grand malheur qu'ils se trompassent quelquefois ; mais parceque leur auctorité pourrait tirer les autres à la suite, il est important de faire connaître leurs fautes ». Jean Bodley (1741) faisant partie de la corporation des médecins anglais, insistait sur ce que la renommée des médecins n'est pas un garant de leur mérite, et que la postérité infirme souvent le jugement des contemporains.

Bordeu lui-même, en plein XVIIIe siècle, dans l'Introduction de ses recherches sur la Médecine, écrit : « Si notre doctrine, nos opinions, nos mœurs, nos prétentions, nos usages n'étaient contenus dans de justes bornes, nous pourrions devenir les ennemis les plus à craindre des peuples. Il nous faut la liberté, mais nous avons besoin de frein. Il nous faut des règles ; mais elles ne peuvent être si générales qu'elles embrassent tous les cas particuliers. Notre état qui semble nous humilier devant tous les hommes, et qui nous rend esclaves de chaque particulier, nous élève aussi au-dessus de tous ; notre élévation pourrait se changer en tyrannie, puisqu'elle soumet le monde à nos décisions journalières. »

* * *

Dès la Renaissance, le nombre des progressistes de la Médecine ne fait cependant que croître. C'est d'abord la lutte contre la médecine du Moyen-Age. Giovanni Manardo (1462-1536), espèce de libre-penseur, s'éleva contre la médecine arabiste et l'autorité accordée aux anciens. Il prétendait que dans l'examen des malades, il vaut mieux consulter le pouls et l'état des urines, que le cours des astres. Malheur au malade (s'écriait Nicolas Léonicenus, XVIe s.) auquel le médecin formé par l'étude des Arabes, ordonne des remèdes d'après Mesué ou Serapion !

Le Calabrais Thomas Campanella (fin XVI), tout en conservant un faible pour la magie et l'astrologie, fut un de ceux qui osèrent s'élever contre l'influence d'Aristote, Platon, écrire l'apologie de Galilée, s'écarter de l'orthodoxie catholique. Un peu déséquilibré, illuminé, prétendant avoir un génie ou démon directeur, il ne pouvait manquer d'être persécuté, et accusé de complot et magie ; il passa 27 années dans les cachots et subit plusieurs fois la torture. Il est juste de dire que c'est grâce au pape Urbain VIII qu'il fut délivré. Il posait pour principe qu'il faut savoir douter et n'admettre rien qu'après un mûr examen ; avant tout il faut la certitude des sens et le témoignage des objets extérieurs.

En 1624, Etienne de Clave, ayant attaqué la philosophie d'Aristote et l'alchimie, de concert avec Antoine de Villon et Jean Bitando, la Sorbonne lui enleva l'exercice médical à Paris, lui ordonna de quitter la ville dans les 24 heures, et lui fit défense, sous peine de vie, de répandre ses opinions subversives.

Les médecins devenus humanistes, philologues, se bornèrent d'abord à éplucher et commenter les anciens, mais dans leur enthousiasme, ils étaient respectueux de leur autorité. C'est alors qu'on vit des esprits comme Fernel et Baillou, tout en recherchant ce qu'il y avait de bon, de raisonnable dans l'antiquité, réagir contre l'arabisme et le Galénisme et donner de nouvelles méthodes.

Mais la grande Révolution devait venir des progrès de l'Alchimie, et c'est Paracelse qui donna vraiment le branle. Illuminé, fanatique, violent, jamais homme ne fut plus vilipendé que lui, et cependant son influence fut énorme pour l'abaissement du galénisme et de l'arabisme. Il a été méconnu par la plupart des historiens de la Médecine, comme je l'ai démontré, en 1911, dans la France Médicale. Ce fut un génie qui proclama la science expérimentale, le travail personnel ; chirurgien de premier ordre, il guérit avec les bases antiseptiques ; physiologiste, il entrevit les sécrétions internes et les auto-intoxications. Il avait vagabondé par toute l'Europe, soignant les blessés aux armées contre les Turcs, arrachant aux médecins, chirurgiens, rebouteux, sorciers, tout ce qu'il y avait de bon dans leur pratique empirique. Si ses ouvrages sont d'apparence dure et nébuleuse, écrits dans un jargon (assez commun à l'époque, de règle chez les alchimistes), on peut cependant en tirer une moelle substantifique, comme dans Rabelais son contemporain. Il donna un grand essor à la pharmacologie chimique. Ce ne fut pas en vain qu'il brûla publiquement, à Bâle (1526), les ouvrages de Galien et d'Avicenne. Il fit la guerre aux médecins en gants blancs : « Vous qui, après avoir étudié Hippocrate, Galien, Avicenne, croyez tout savoir, vous ne savez encore rien; vous voulez prescrire des médicaments et vous ignorez l'art de les préparer! La Chimie nous donne la solution de tous les problèmes de la physiologie, de la pathologie et de la thérapeutique; en dehors de la Chimie, vous tâtonnerez dans les ténèbres.» «Parlez-moi plutôt des médecins spagyriques. Ceux-là du moins ne sont pas paresseux comme les autres; ils ne sont pas habillés en beau velours, en soie ou en taffetas; ils ne portent pas de bagues d'or aux doigts, ni de gants blancs. Les médecins spagyriques attendent avec patience jour et nuit le résultat de leurs travaux. Ils ne fréquentent pas les lieux publics; ils passent leur temps dans le laboratoire.»

Voilà donc une nouvelle secte opposée aux doctrines de la Faculté, aussi celle-ci poussera-t-elle vivement la lutte contre ses adeptes; la guerre de l'antimoine n'en est qu'un épisode; Turquet de Mayerne, Anthony Francis sont expulsés de la Faculté comme partisans de ces méthodes abhorrées. A Montpellier l'ostracisme est moins rigoureux, Laurent Joubert y inaugura le premier cours de médecine chimique qui s'est continué jusqu'aujourd'hui.

Roch Baillif de la Rivière (de Falaise) médecin spagyrique enflammé, devint médecin de Henri III; il révolutionna la Bretagne par ses livres et ses cures, ce qui émut la Faculté et le Parlement, vu que ce guérisseur méprisait la médecine galénique. Le 19 juin 1589, on lui fit subir un examen dont un libelle de l'époque exagéra le grotesque. Jérôme de Varade, Vincent Mustel, Nicolas Jacquard, Michel Marescot, de la Bistrade, doctes membres de la Faculté de Paris, se tordirent les côtes de rire, devant les réponses du candidat. «Eh quoi! s'écria Marescot. Je m'esbahis qu'il n'a point connu la ruta montana, veu qu'estant si souvent prisonnier, il a tant demandé la rue!!!»... «J'ai grand regret qu'il n'ait vu tout le panser aux herbes, car il y avait au fond de dix à douze sortes de chardons, qui est la vraye pâture des asnes, et par conséquent de la Rivière....».

Joseph Du Chesne, sieur de la Violette, médecin d'Henri IV, était un spagyrique, et à partir de cette époque les rois de France eurent leurs médecins spagyriques ou spagyristes. Nous trouvons sous Henri IV encore Mathurin Morin; sous Louis XIII, Guillaume Yvelin et son fils; sous Louis XIV, Charles Huart, Pierre Yvelin, Jacques Thevart, Nicolas Humbert; sous Louis XV, ce sont les Bourgoing; sous Louis XVI, Eloy Picot. On manque de données sur leur rôle à la cour, leur tenue et leurs relations avec les médecins galénistes qui y avaient le pas.

Sous l'influence des Libavius, Van Helmont, Sylvius de le Boë, Willis, etc, et avec les progrès de la Chimie, l'intrusion de cette science se fait de plus en plus, et bientôt éclot la secte iatrochimique. Sous l'impulsion des

Santorini, Bellini, Borelli et autres naît une secte iatro-mathématique ou iatro-mécanique qui se fusionne avec elle sous l'égide des Boerhaave et Frederic Hoffmann ; toutes ces sectes disputant entre elles et avec les animistes partisans de Stahl.

Nous citerons, comme exemple de l'âpreté de la Faculté à soutenir les vieux errements, sa lutte contre la découverte de la circulation du sang (étude que nous ferons plus tard) ; elle traitait du terme ambigu de circulatores (circulateurs ou charlatans) ceux qui soutenaient la physiologie nouvelle, inaugurée en 1626 par Harvey.

* * *

A titre anecdotique, comme relief des mœurs médicales, nous parlerons de trois médecins singuliers, Cornelius Agrippa, Jérôme Cardan, Gédéon Harvey.

Henri Corneille Agrippa, né à Cologne en 1486, fut très brave soldat, légiste consommé, adroit théologien, et médecin. Il vagabonda en ces diverses qualités dans la plus grande partie de l'Europe et devint médecin de Louise de Savoie, mère de François Ier. Il eut des querelles avec tout le monde, s'occupa de philosophie occulte, passa une grande partie de sa vie dans les prisons, mais il écrivit un livre remarquable que j'engage fortement à consulter : De incertitudine et vanitate scientiarum declamatio invectiva (Cologne 1527), traduit en Français par Louis Turquet de Mayerne (Paris 1582) et d'autres. Agrippa mourut en 1535, dans un hôpital de Grenoble, dit-on.

Je vais citer quelques bribes de cet ouvrage. « Quant à moy, je suis persuadé par autres et différentes raisons qu'il n'y a chose plus pernicieuse et dommageable à la vie commune, rien de plus pestilentieux au salut de nos âmes que les arts et les sciences.... »

Pour les lettres, elles n'ont d'autre fondement ni règle de certitude que la volonté de ceux qui les réduisent en art. La plupart des controverses religieuses se font sur des interprétations de mots. La poésie est un art inventé pour enchanter les esprits des hommes vains et insensés, louanger, etc... « Au moyen de quoy elle a mérité le tiltre et nom de souveraine maîtresse des menteries et entretien de meschantes doctrines. » L'histoire propage les bonnes renommées aussi bien que les mauvaises, ainsi que l'erreur ; la plupart des historiens sont faux et mensongers. La rhétorique est un bavardage habile soutenant aussi bien le pour que le contre ; la dialectique rend les sciences plus ténébreuses et plus difficiles à comprendre. Il tape sur les prélats, les sectes monastiques, le militarisme, etc ; le tout avec force développements et exemples.

Passons à ce qu'il dit de la médecine ; il y a : 1° une secte médicale appelée « rationnelle ou sophistique ou dogmatique » née d'Hippocrate et transformée par Galien en une secte s'amusant plus après les vocables et paroles qu'aux choses mêmes ». Elle est pernicieuse « attendu qu'elle renvoie les hommes qui ont besoin de santé à certaines disputes ambiguës et sophisteries plustost qu'aux vrais et salutaires remèdes ». Il se moque de toutes les discussions d'école, et entre autres des opinions plus ou moins baroques émises sur le rôle et la nature du sperme, la semence de la femme, la digestion, etc. Il décrit de main de maître l'invidia medicorum, l'audace des présomptueux, le charlatanisme des médecins exotiques, etc.

« Quant aux causes originelles des maladies, Hippocrate dit qu'elles procèdent des ventosités, ou d'esprit ou de chaleur naturelle. Hérophile des humeurs. Erasistratus du sang contenu ès artères. Asclepiades des atomes, et songe que ces petits corps entrant dans ceux des animaux par les pores, et causent les infirmités. Alcmeon dit qu'elles viennent de l'excès ou défaut des forces et facultés naturelles corporelles. Dioclès de l'inégalité des éléments corporels, et de l'air humé et respiré. Strato pense que toutes les maladies sont engendrées par superfluités de viandes, crudité et corruption d'icelles seulement. »

« Et que le médecin ne prend credit ny réputation sinon que par le bon rapport qu'en fait l'apothicaire participant au butin, les garçons et serviteurs duquel corrompus moyennant quelque pièce d'argent ainsi que maquereaux servant à ceste tragédie, louant et exaltant au pauvre malade pardessus tous les autres le Medecin avec lequel ils s'entendent. » Autres temps, mêmes moeurs !

Agrippa voulant à la fois montrer la suffisance et l'insuffisance des médecins, raconte la farce suivante : « Les jurisconsultes et les médecins se disputant la préséance, ce procès fut vidé par un magistrat, d'après l'interrogatoire des parties et sur leur réponse. Quelle est, demanda le juge, la coutume de mener les délinquants au supplice, et dans quel ordre marchent le larron et le bourreau ? Eux ayant répondu que le voleur allait devant et que le bourreau suivait, le juge forma là-dessus sa sentence et dit : Que les légistes donc précèdent, et que les médecins viennent après ; voulant noter par là les grands larcins des uns, et les téméraires homicides des autres. »

Beaucoup de médecins célèbres du XVIe siècle, eurent une existence aventureuse et tourmentée. Jérôme Cardan (1501-1576), né à Milan, fou génial « inspiré par un démon particulier, » avait une hérédité chargée. Son père était un vieillard ; sa mère, grosse de lui, avait essayé tous les procédés d'avortement ; il vint au monde à moitié asphyxié et ne fut rappelé à la vie que par une immersion dans un baquet de vin ; pour comble il fut roué de coups jusqu'au jour où l'on s'aperçut qu'il pouvait les rendre. Cette lourde hérédité, aggravée par une vie extravagante, il la surchargea pour son fils qui périt sur l'échafaud après avoir empoisonné sa femme. D'ailleurs, Cardan a eu le courage de tracer son portrait sans flatterie. « La nature m'a fait propre au travail des mains, l'esprit philosophique, apte à l'étude des sciences, plein de goût, d'un bon caractère, voluptueux, gai, pieux, constant, ami de la sagesse, enclin à la méditation, inventif, plein de courage, prompt à apprendre, défenseur des bonnes choses, inventeur des choses nouvelles, ennemi du vox magistri, de moeurs modérées, curieux de tout ce qui a rapport à la médecine, zélé pour les choses miraculeuses, architecte, capteux, rusé, railleur, ignare en fait d'arcanes, sobre, industrieux, laborieux, diligent, habile, vivant au jour le jour, frivole, contempteur de la religion, n'oubliant pas les injures, envieux, triste, traître, tendant des pièges, magicien, enchanteur, passible de fréquentes calammités, haineux pour les siens, adonné à une honteuse lubricité, ami de la solitude, affreux, austère, devin, jaloux, lascif, obscène, médisant, obséquieux, se délectant de la conversation des vieillards, bigarré, douteux, ambigu, impur, esclave de la fourberie des femmes, etc. »

Cardan fut savant mathématicien, grand médecin, philosophe; faisant alterner les rêveries astrologiques et alchimiques avec les éclairs de génie; amassant des trésors de science et accumulant des fantasmagories. Certainement il avait des absences mentales, mais lorsqu'il ne subissait plus l'influence de son démon, il condamnait les absurdités qu'il avait enseignées et qu'il discernait clairement.

L'anglais Gédéon Harvey (ne pas confondre avec le grand Guillaume Harvey qui découvrit la circulation) fut aussi un esprit original. Médecin de Guillaume III (1688) ayant beaucoup voyagé d'un scepticisme remarquable, il publia en 1683, un curieux ouvrage intitulé: Conclave of physicians detecting their intrigues, frauds and plots against the patients with a discourse on the jesuit's bark. Les Médecins y sont divisés en sectes suivant leur médication favorite; ferrea, usage du fer; asinaria, du lait d'anesse; jesuitica, de la poudre des jésuites, écorce de quinquina; aquaria, de l'eau; lanaria, bouchers, chirurgiens; stercoraria, des résidus. Selon lui, la botanique est inutile, la pharmacie un art dangereux qui doit être remplacé par la cuisine. Il a aussi écrit un art de traiter les maladies par l'expectation.

Malgré ces exemples, il ne faudrait pas croire que l'étude des oeuvres des médecins de cette époque est inutile, car au milieu du galimatias, il y a une foule de perles non ramenées au jour.

L'invidia medicorum se traduisait sous toutes les formes, à propos des doctrines, des privilèges, de la clientèle, de disputes entre les découvreurs qui n'étaient souvent pas les premiers, de négations de faits, etc, etc, cela ne va guère autrement aujourd'hui. Le caustique Jean Bernier (de Blois) auteur des Essais de Médecine (1689), qui s'y connaissait en la matière, et pour cause, disait : « l'envie est le péché mignon des médecins.... qu'on la pare tant qu'on voudra des habits et des couleurs de l'émulation, elle ne sera tout au plus que comme ces arbres dont les fleurs sont verdoyantes, mais dont le cœur est tout corrompu ... que, suivant Hippocrate l'envie des médecins est la plus grande des lâchetés .... que ce vilain vice a chassé Galien de Rome et de l'Italie, qu'il a même fait mourir Saint Pantaléon, calomnié par les médecins de son temps..... que Cardan fut opposé à Scaliger, Carpus à Mundinus, Vesale à Sylvius, Joubert à Rondelet, Fernel à Flesselles, Riolan à Pecquet, et ainsi de tant d'autres médecins. »

Nous n'avons pas de meilleur exemple à citer que les haines de Bouvart, cependant savant, réputé, professeur à la Faculté, au Collège de France, membre de l'Académie des Sciences, généreux, désintéressé. Il ne pouvait supporter la rivalité de Bordeu qui, médecin de Montpellier et Paris, se présentait comme un des premiers praticiens de la capitale, dans la seconde moitié du 18e siècle, et qui a laissé une trace plus connue que celle de son contempteur. Outre la rivalité professionnelle, l'origine de Bordeu, Bouvart avait contre celui-ci le grief de le voir soutenir l'Académie de Chirurgie contre la Faculté, aussi déversa-t-il sur lui toutes les injures et les calomnies, allant jusqu'à l'accuser d'avoir volé des bijoux à un de ses malades; il essaya même de le faire rayer de la liste des docteurs de la Faculté. Lorsque Bordeu mourut subitement, en 1776, Bouvart laissa échapper cet horrible mot : Je n'aurais pas cru qu'il fut mort horizontalement; pour lui, il méritait la pendaison.

Bouvart s'attaqua aussi à l'illustre Barthez, qui fut professeur à Montpellier, puis vint exercer à Paris, où il fut couru à partir de 1780; mais il ne l'attaquait pas de face, ne manquant pas de dire de son adversaire : « C'est un excellent professeur, c'est un homme universel, qui sait le droit, la physique, la mathématique et même la médecine ». L'affaire devait mal finir, les deux étant aussi acariâtres et despotes l'un que l'autre; de sorte qu'un jour, ils finirent par un pugilat à la suite d'une consultation en commun. D'ailleurs Barthez aussi, répondant à quelqu'un qui lui disait que le scientifique de Lamure ne croyait pas à la médecine, sortit cette rosserie : « Parbleu! Il a fort raison s'il parle de la sienne. »

Quant on voit combien le charlatanisme et l'exercice illégal de la médecine ont de succès de nos jours, on peut se figurer ce qu'il était à ces époques.

A la fin du XVe siècle, la grande épidémie de syphilis enrichit les médicastres clandestins, surtout les chirurgiens ambulants. Habitués à voir et soigner les maux vénériens, dont le nombre et l'acuité augmentaient depuis le 12e siècle, ils ne furent pas désemparés comme les médecins; ils continuèrent à employer leurs onguents dont beaucoup étaient à base de mercure et réussirent les cures. C'est un succès de la médecine spagyrique (et surtout de Paracelse) d'avoir introduit magistralement ce métal dans la pharmacopée.

Paracelse traité par les Facultés comme vulgaire charlatan, dans sa petite chirurgie tombe cependant sur le dos des illicites et s'écrie: « Il se trouve des gens qui exercent la médecine comme on mène la charrue, ou pour des présents, et pensent faire tort à leur dignité s'ils reçoivent quelque argent de leurs malades; ils me font souvenir des juifs baptisés; tels sont aussi certains moines apostats, ou ceux qui d'autres fois ont été bouchers, bourreaux ou maréchaux, qui refusent les dons qu'on leur présente en qualité de médecins, se croyant indignes d'en porter le titre vu qu'ils ont lu fort peu de livres, mais qu'ils ont appris ce qu'ils savent d'un tel roi, d'un tel empereur, d'un tel prince; courroie digne d'un si beau soulier. »....

« Il s'en trouve d'autres qui mêlent à leurs recettes et se servent en leurs cures de l'astronomie, les autres de la géomancie, pyromancie, chiromancie, hydromancie. D'autres s'essorant plus haut en leurs spéculations comme plus mystérieux, usent de la narromancie, c-à-d nécromancie ou lourdomancie, et stultomancie, comme ces vagabonds et coureurs du Mont de Venus qui, venant au lieu où ils avaient appris leur art l'ont baptisé de vin de Rhétie, ont chanté matines avec frère Eckart, et mangé du boudin rouge et saucisses grasses avec les Danhutiers. Depuis ils ont eu la science de guérir les bêtes et les hommes de toutes fièvres, maux caducs et autres maladies, de découvrir les trésors enfouis sous terre qui n'est pas peu d'honneur à de véritables médecins .... »

« Parmi les villageois ils parlent latin; parmi les Allemands, Italien.... Ils se disent Hébreux chez les Grecs, chez les Hébreux natifs de Grèce; chez les curés de village ils sont théologiens et docteurs en médecine et maistres d'étuves et bains..., en Portugal ils sont Hongrois, en Hongrie, Portugais, enfin en ce lieu-ci natifs de ce lieu-là; toujours de bonne et illustre maison, peu riches toutefois, certes de noble race, à savoir de celle qui n'a produit que de la canaille, remplis de ruses et de tromperies qui leur font gagner beaucoup d'argent ....»

« En la médecine, la plus grande imposture est exercée par les prêtres ou vicaires des saincts qui métamorphosent les viscères ouverts qui sont produits, des défauts de nature, en la pénitence de St Jean, les autres en la vengeance de St Kirsac, ou au feu de St Antoine et semblables choses. Ils enjoignent de dire des messes, de faire des jeûnes et oraisons, adorer ou sentir la main du sainct sur l'eau des fonds baptismaux, lui faire très-humblement des offrandes, etc.... ».

André Du Breil, médecin à Rouen, publia en 1580. La police de l'art et science de la médecine, contenant la réfutation des erreurs et insignes abus qui s'y commettent pour ce jourd'hui, très utile et nécessaire à toutes les personnes qui ont leur santé et leur vie en recommandation ; où sont vivement confutés tous sectaires, sorciers, enchanteurs, magiciens, devins, pythoniciens, souffleurs, empoisonneurs, et toute canaille de thériacleurs et cabalistes, etc.

Thomas Gale (le Paré de l'Angleterre) écrit : « Je me rappelle qu'à mon arrivée à l'armée d'Henri VIII, devant Montreuil (1544), je trouvai là une quantité d'aventuriers qui se faisaient passer pour chirurgiens. C'étaient pour la plupart des châtreurs de cochons, d'autres de chevaux, des raccomodeurs de chaudrons, des savetiers.... Avec cette sorte de guérisseurs, le traitement n'était jamais long ; deux pansements suffisaient ordinairement ; les blessés esquivaient le troisième en partant pour l'autre monde. Le duc de Norfolck ayant pris le commandement de cette armée, ne tarda pas à être instruit de ce désastre, et pour reconnaître la cause qui rendait mortelles les plaies les plus légères, il appela quelques chirurgiens habiles et je fus du nombre.... Ces drôles une fois démasqués, le général les fit livrer à la prévôté pour être pendus, en récompense de leurs dignes services, à moins qu'ils n'avouassent franchement qui ils étaient, quelle était leur profession, ce qu'ils firent à la fin.... ».

En 1640, Claude Charles pour réprimer les ravages des empiriques fit porter contre eux un décret, dresser le catalogue de tous ceux à qui il était permis d'exercer la médecine dans la capitale, catalogue distribué aux quatre gardes apothicaires ; de plus il était enjoint à tous les docteurs de signer et dater leurs ordonnances. Cela n'empêcha pas de 1640 à 1700, l'abbé Gendron et ses parents Deshais-Gendron, empiriques religieux, de prétendre guérir le cancer ; l'abbé traita sans succès le sein d'Anne d'Autriche, et obtint néanmoins la riche abbaye de Maizières en Bourgogne. Peu après c'est le rebouteux Pierre Alliot qui essaye sur la reine, un escharotique arsenical qui n'eut pour résultat que de provoquer une violente lymphangite et des douleurs violentes dans le bras, un autre charlatan qui lui succéda provoqua d'autres accidents et accéléra la mort (20 janvier 1666).

Thomas Sonnet, sieur de Courval, écrivait (1610), en appliquant le recipe d'Henri Estienne : « a raison de quoy, les empiriques se peuvent, à ceste occasion, estre plustost appelés empoisonneurs que médecins... Combien voit-on fourmiller d'empiryques ! Combien de petits barbiers à simple semelle ! Combien d'arboristes et simplistes à la douzaine ! Combien de petits frequenelliers d'apothicaires, lesquels preparent médecine à quelconque sorte et espèce de maladie, sans aucune considération ni distinction, et sans l'advis et le conseil du médecin ! Combien y a-t-il de religieuses ! Combien de vieilles édentées, ridées, bavardes, bigottes, porte-chandelles, porte-cappes, se mêlent effrontément de la médecine, conjurent les fièvres, exorcisent les chancres et les hémorrhoïdes, charment la teigne, soufflent le feu volage, remettent la poitrine !... Combien de femmes impudiques et débauchées ! Combien de regrattières et maquignonnes d'amour, coratières de lubricité, dariolettes, chauffecires ... ne sachant puis après de quel mestier se mesler durant l'hiver de leur vieillesse, cherchent enfin leur dernier recours à l'exercice de la médecine et se meslent à toutes fins, de visiter malades, prescrire remèdes, ordonner purgations, préparer breuvages, potions, électuaires, et compositions violentes, aux femmes et aux filles, pour maintenir leurs chalandes en leur bon teint, amoindrir les mammelles, endurcir le sein, desrider le ventre, rebondir le monticulum veneris, estrécir guilboquet ou l'entrée d'Alibec.... ! ».

Jean de Gorris (1622) se lamente aussi : « quant à moi, toutes fois et quantes je considère l'homme achetant les remèdes des charlatans, je ne puis cesser de m'en esmerveiller : de penser qu'un homme raisonnable ayt si peu de jugement, et soit si peu esclairé de la lumière, que de confier la vie de ses malades, parents et amis, ès mains d'un charlatan, d'un homme sans science ou sans conscience qui, avec risée et bouffonnerie, vend ses drogues, ainsi qu'à l'encan, au plus offrant et dernier enchérisseur, ny plus ny moins qu'on fait des friperies et des haillons; et qui pis est, tels remèdes sont remportés avec plus de confiance que ceux des docteurs ; ce peuple ignorant et balourd, ayant ceste pensée qu'un vagabond, un pilleur de taverne, qui n'estudie autre chose que l'art de ruffianerie, soit plus suffisant que ce docteur qui, tout le temps de sa vie, estudie et l'emploie pour bien guérir. »

Un des produits de la crédulité humaine, au XVIIe siècle, fut la fameuse poudre de sympathie, lancée par le chevalier Digby le familier de Cromwell; elle consistait en de la poudre de sulfate de fer teinte d'un peu de sang provenant de la jarretière du secrétaire du duc de Buckingham blessé en voulant séparer deux duellistes; on lui attribuait le pouvoir de guérir les blessures à distance.

Au XVIIIe siècle aussi, il était plus facile de s'enrichir en faisant de la médecine illégale et du charlatanisme, qu'en pratiquant la médecine honnête. Un uromante suisse, Michel Schuppach (1707-1781) attirait une foule de malades de sa patrie et de l'étranger, en prédisant le genre de maladies dont ils étaient atteints, par l'examen de leur urine; il avait quelquefois 80 à 140 fioles d'urine en un seul jour; il amassa ainsi 250000 francs. Ses études se bornaient aux conseils d'un paysan qui l'avait précédé dans la carrière.

Quant à Gassner Johann Joseph (1729-1789), curé à Klosterlé (évêché de Coire) il devint tout à coup célèbre vers 1773, digne successeur de la puissance des mânes du diacre Paris, il fit concurrence à St Germain, Cagliostro, Mesmer, guérissant les malades par la simple apposition des mains, exorcisant les diables, faisant des miracles. Son évêque l'ayant convaincu d'imposture, le renvoya à son presbytère; mais en 1774, appelé par l'évêque de Ratisbonne, il reprit de plus belle et fut expulsé par Joseph II. Sous l'influence de son protecteur, il continua à exorciser à Elwangen où affluaient les maniaques, mystiques et convulsionnaires. Finalement relégué dans la cure de Baundorff, il perdit toute renommée et tout pouvoir.

Qui croirait qu'en 1807, le préfet de l'Aisne, était obligé de prévenir le ministre, qu'il y avait encore en divers lieux, l'usage d'amputer l'un ou les deux testicules sous le prétexte de guérir les hernies. Il y avait une bonne femme du département des Ardennes qui se vantait publiquement d'avoir fait cette opération à plus de 4000 sujets.

Le célèbre chirurgien Sabatier, qui aimait à parcourir les places publiques, s'arrêta un jour devant un charlatan qui faisait son boniment « debout dans une splendide voiture, tout de rouge habillé, et qui émerveillait le populaire de son éloquence. » Le baladin ayant aperçu le grave personnage qui l'écoutait, annonça au populo qu'il n'était pas comme tous ces bateleurs sans talent, attendu qu'il était connu des savants dont l'approbation ne lui faisait jamais défaut; puis tout à coup : « Voyez ce vieillard qui m'écoute; on le reconnaît facilement pour un homme d'études et de savoir; je vais converser avec lui dans la langue des savants qui est le latin, et en deux minutes je l'aurai rangé à mon avis. Monsieur, voici la thèse que je veux vous soumettre : Vulgus decipi vult !

C'est vrai, fit Sabatier en souriant et en inclinant la tête ; c'est une vérité de tous les temps. Eh bien ! dit l'autre, tirez-en la conclusion vous-même : ergo decipiatur ! ».

Ne vit-on pas, en plein XIXe siècle, Velpeau accepter dans son service d'hôpital, un docteur nègre qui prétendait guérir le cancer par certaines pilules ? le célèbre chirurgien lui prêta des malades pour essayer la cure qui lui donna les plus piteux résultats. C'était bonté d'âme car ce médicastre avait été déjà démasqué à l'hôpital des cancéreux de Londres. L'aplomb et la morgue des ignorants en imposent quelquefois au génie !

En 1882 se fondent en Allemagne de nombreuses sociétés locales pour premiers secours en cas d'accidents, nommés Samarites. Plus tard en France de semblables organisations prennent le nom de Secouristes. Ce fut le début d'un genre d'exercice illégal de la médecine, comme pépinière de praticiens et praticiennes irréguliers, nuisibles par leur ignorance et leur zèle intempestif, s'ils sont honnêtes, pis s'ils ne le sont pas.

En Amérique, une illuminée hystérique, au moyen d'élucubrations plus ou moins Evangéliques, attire à elle un nombre considérable de disciples qui prétendent guérir les maladies, sous le nom de Scientistes chrétiens. En 1900, la secte disait compter 2500 guérisons à sa dévotion ; c'est la concurrence protestante de Lourdes.

* * *

La Révolution balaya toutes les anciennes institutions au moment où l'Académie de Chirurgie brillait d'un vif éclat, où les Médecins montraient tendance à se perfectionner sous l'influence et l'activité de nombreuses sociétés savantes, des Encyclopédistes, etc.

Pendant quelque temps ce fut le grabuge, mais il fallut bientôt réorganiser. Après la Terreur, sous l'influence d'hommes célèbres et savants, comme Cabanis et Fourcroy, on réorganisa quelques Ecoles de Médecine, mais sur un plan nouveau. La Médecine et la Chirurgie étaient rassemblées, enseignées à côté l'une de l'autre avec les accouchements ; l'enseignement devenait clinique et les travaux pratiques étaient organisés. De plus, les armées ayant besoin de beaucoup de médecins-chirurgiens, Napoléon fonda les Écoles de Santé, espèce de polytechnique de la Science Médicale. Peu à peu tout fut fusionné, et les Facultés réapparurent modifiées à peu près comme de nos jours.

Le 11 mars 1795 s'était fondée la Société de Médecine de Paris, la plus antique de toutes celles qui existent actuellement, par la réunion d'excellents médecins et praticiens ; pendant la Révolution et l'Empire, elle fut le corps consulté par l'Etat au sujet de la Salubrité publique, des épidémies, et elle fonctionna dans ce rôle jusqu'à la fondation de l'Académie de Médecine qui l'en déposséda.

La réformation des Facultés avait eu pour but de mettre à la tête de l'enseignement des hommes de valeur, mais à la Restauration des Bourbons, la Congrégation (comme on disait à l'époque) voulut remettre la main sur la Faculté. Le 17 février 1815, on commença par abolir le concours pour les chaires, afin de caser les fidèles du parti. On écarta des hommes savants et honorables comme Moreau de la Sarthe, Pinel, etc, et la Faculté établie par une loi, fut renversée en 1823 par ordonnance royale, après avis d'une Commission où l'on eut la douleur de voir Cuvier, Cayol, Laennec et Récamier; ce ne fut qu'en 1830 qu'on rectifia la situation.

Un journal de médecine attaquant un de ces intrigants remplaçants, disait: « Je vous recommande spécialement M. Fizeau, dont la piété m'est particulièrement connue. Sa réputation comme médecin n'est pas très répandue; il n'a pas écrit, ou du moins très peu et assez mal, mais il écrira par la suite; il n'est guère accoutumé à parler devant un public, et n'a pas la langue fort libre, mais il se formera. C'est un homme respectable qu'il ne faut pas décourager; il aura quelque jour en médecine des idées qui feront époque. En attendant, et pour les faire mûrir, nous le chargeons de vous réciter un cours de pathologie médicale, nous souvenant, en cette occasion, du précepte de Barthez, qui disait que pour s'instruire il fallait faire des cours sur les choses que l'on ne sait pas. Attendez donc, et vous verrez de belles choses. »

Rayer s'était vu repousser son inscription comme candidat à l'agrégation parcequ'il venait d'épouser une protestante. En 1823 Piorry fut rayé de la liste des candidats, parcequ'un de ses parents avait été conventionnel, et malgré les efforts de Laennec, il ne fut pas élu. La Restauration fut aussi intolérante en Italie qu'en France, les savants libéraux furent exclus de l'Université, et l'Académie des Sciences de Turin procéda à des expulsions.

De par l'Institut, le gouvernement avait de l'influence sur la marche orthodoxe des théories scientifiques, mais il n'en avait guère sur la Médecine; c'est pourquoi le baron Portal, premier médecin de Louis XVIII, qui savait se servir de la science, sans dédaigner l'intrigue et le charlatanisme de la réclame (comme le dit Guardia), fonda l'Académie de Médecine qui devint le repaire des dominateurs et exploiteurs de la Célébrité médicale. On n'y entra d'abord qu'en montrant patte blanche, et cependant on y était considéré, dans le Potentat scientifique, que comme parent pauvre de l'Institut. Et puis, on n'y était pas chamarré, on ne portait pas l'épée. Tout d'abord, lorsque le 5 avril 1825, Heller proposa d'adopter un costume spécial pour les membres, ce fut un rire général, mais peu à peu, l'idée ayant fait son chemin, les illustres purent parader en uniforme. Sous l'Empire, il y eut encore des médecins et savants entravés pour leurs idées politiques ou religieuses, et même jusqu'en 1878 on vit des essais d'ingérence de l'Église dans l'enseignement.

C'est que pendant la plus grande partie du XIXe siècle, le Corps Médical renforçait, de par son éducation et son recrutement, les rangs des libéraux et se mêlait de plus en plus à la vie politique, prenant de l'influence en maintes considérations ; de sorte qu'au XXe siècle il exagère et veut une place trop prépondérante, de par ses fonctions.

Au 18e siècle, le Journalisme médical était une sorte d'annalisme ; mais au début du 19e, la Presse Médicale s'accroît considérablement et devient un agent de lutte et controverses entre les différentes doctrines et les classes qui tendaient à se créer parmi les médecins. Critiques, polémiques, analyses d'ouvrages, faits divers des concours et de la vie Universitaire, tout était intéressant et passionnant. Ces journaux n'avaient pas de réclames pharmaceutiques, ils vivaient de leurs abonnements. Encore en 1863, une grande question agitait la presse médicale au sujet de l'insertion des annonces d'apothicaires dans les journaux médicaux, beaucoup étaient pour, d'autres contre ; mais il n'y a que le premier pas qui coûte à l'amour-propre, il fut vite franchi, et les réclames qui étaient l'apanage des journaux politiques, devinrent le soutien des feuilles médicales. Ce fut le commencement de la perte de liberté d'esprit et de critique, on avait un fil à la patte ; cependant l'allure critique, polémique, vivante, des journaux médicaux se maintint jusque vers 1880, puis tout à coup ce fut la chute. La Presse Medicale n'est plus qu'une vaste entreprise de réclame pharmaceutique ou d'encensement, de mise en vue, d'un petit clan directeur ; elle se contente d'éliminer la critique et l'originalité ; elle n'est plus qu'un reportage plat, insignifiant, sans contrôle des travaux des amis, personna grata, et autres célébrités. Souhaitons-lui une autre direction !

Rouen, décembre 1920

Dr H. Grasset

Le prochain fascicule, sera intitulé : Laparotomie en général.
Le tirage étant très limité, retenir d'avance un exemplaire, près de l'auteur.

Principales Publications de l'Auteur

Étude d'un Champignon pyogène parasite de l'homme *(Archiv. de Médec. expérim. et d'Anat. path.* Septembre 1893*)*.

Sur l'action physiologique de l'eau oxygénée *(Soc. de Biol.* 1893*)*.

Études sur le Muguet *(Soc. d'Editions Scientifiques,* PARIS 1894*)*.

Le parasitisme dans le Cancer *(Gazette des Hôpitaux,* 1894*)*.

Les fièvres gastro-intestinales de l'Enfance *(Gaz. des Hôp.* 1896*)*.

Le Transformisme Médical - L'Évolution physiologique et thérapeutique rationelle *(*PARIS 1900. 1 vol. 552 p.*)*

La Médecine naturiste à travers les Siècles (*Histoire de la Physiothérapie* PARIS 1910, g[d] in-8 463 p.)

L'Histoire de la Contagion et de la Prophylaxie tuberculeuse (*Arsenal de l'Hygiène,* n°s 1, 2, 3... 7. Année 1911).

Paracelse et l'Histoire de la Médecine (PARIS 1911).

L'Œuvre de Béchamp (PARIS 1912).

Étude historique et critique sur les Générations spontanées et l'Hétérogénie (PARIS 1912).

L'Evolution des Théories parasitaires (*Moniteur Médical,* mai à décembre 1918).

Prophylaxie, Désinfection et Antiseptie à travers les Siècles (ROUEN 1919).

Nombreux Articles dans la *France Médicale, Progrès Médical, Variétés médicales, Revue médicale, Journal de Médecine de Paris, Opinion médicale, Évolution médicale, Le Médecin de Bruxelles, Le Janus d'Amsterdam, etc.*)

www.ingramcontent.com/pod-product-compliance
Ingram Content Group UK Ltd.
Pitfield, Milton Keynes, MK11 3LW, UK
UKHW020945180726
13838UKWH00003B/1142